Kontaktadresse nach EU-Produktsicherheitsverordnung:
produktsicherheit@droemer-knaur.de

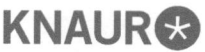

Aaron Wahl

unter Mitarbeit von
Christian Lütjens

Ein Tor zu eurer Welt

Wie ich als Autist meine Gefühle
lieben lernte

Mit einem Vorwort von
Tony Attwood

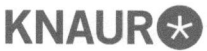

Besuchen Sie uns im Internet:
www.knaur.de

Originalausgabe April 2019
Knaur Taschenbuch
© 2019 Knaur Verlag
Ein Imprint der Verlagsgruppe
Droemer Knaur GmbH & Co. KG, München
Alle Rechte vorbehalten. Das Werk darf – auch teilweise – nur mit
Genehmigung des Verlags wiedergegeben werden.
Redaktion: Stefanie Liebl
Covergestaltung: Isabella Materne
Coverabbildungen: Shutterstock / ninanaina; OHishiapply;
Paladin12; Nata Kuprova; Dmitriip
Satz: Adobe InDesign im Verlag
Printed in Germany
ISBN 978-3-426-79032-8

2 4 5 3

*Für die beiden Menschen,
die mich am meisten inspirieren:*

*Meinen Großvater,
den ich immer bewundern werde*

*& Stephan Perdekamp,
dem ich ein zweites Leben verdanke*

Inhalt

Vorwort von Tony Attwood 11

Prolog:
Angstlaufen
13

1
Lust:
Die Kindheit
17

Kind sein 19
Winterreise 22
Die Lügen der anderen 25
Meine Mutter sagt … 31
Die Botschaft, die nie ankam 34
Die Insel 36

2
Trauer:
Jugend trifft Tod
41

Ein Anruf im September 43
Der unvollendete Abschied 47
Fremde, raue Welt 50
Odyssee ins Schweigen 57
Auf Messers Schneide 61
Nachklang 67
Meine Schwester sagt … 72

3
Angst:
Unsichtbare Gegner
75

Ein anderes Universum 77
Wandsbeker Gehölz 83
Phantomzittern...................................... 89
Atosil, dein Freund und Helfer....................... 96
Hoffnungsloser Fall 105

4
Ekel:
Geparkt in der Sackgasse
111

Schwarze Szenen 113
Seelisch behindert 124
Hamburger Straße 127
Lustkurve... 135
Die Regeln der Wildnis 141
Feindesland... 145
Zwei Tage gegen den Rest des Lebens 154

5
Aggression:
Mein Aufbruch zu mir selbst
161

Schlossgarten 163
Schweinehunde und Bananen 170
Inselwinter.. 178
Die Wende.. 189
Mein Entwicklungsprozess
aus Sicht meiner Therapeutin 193
Herzweiten 198

6
Glück:
Noch einmal mit Gefühl
205

Katharsis 207
Zurück auf null................................ 213
Voll!... 218
Kristina sagt 223
Teil des Teams................................ 233
Hotel Eden.................................... 242
Das Leben ist logisch, aber 249

Dank.. 253

Vorwort

Autismus und Schauspielkunst haben viel gemeinsam. Autistische Menschen müssen in sozialen Situationen oft schauspielern, die Rolle, die sie zu spielen haben, sowie den Text im Kopf immer wieder einstudieren; sie müssen intensive Emotionen genauso ausdrücken und steuern, wie Schauspieler intensive, aber künstlich erzeugte Emotionen auf der Bühne darstellen.

Durch meine langjährige Erfahrung als klinischer Psychologe habe ich viele Strategien entwickelt und bewertet, um Autisten dabei zu helfen, ihre innere Gefühlswelt zu verstehen und auszudrücken und mit starken Gefühlen wie Angst, Verzweiflung und Wut umzugehen. Diese Strategien basieren auf der Kognitiven Verhaltenstherapie, die jedoch bei der Behandlung von Menschen mit Autismus an ihre Grenzen stößt, weshalb zusätzliche und alternative Strategien vonnöten sind.

In einer E-Mail erzählte mir Aaron Wahl von der Perdekamp'schen Emotionsmethode (PEM) und wie diese ihm dabei half, seine eigenen Emotionen zu verstehen, und es ihm möglich wurde, »meine eigenen Gefühle lieben zu lernen«. Ich war fasziniert von seinen Schilderungen und seiner Begeisterung darüber, wie er durch die PEM begann, seine Gefühle zu begreifen und mit ihnen zurechtzukommen. Wie Aaron war auch ich sehr interessiert daran, das Potenzial der PEM zur Unterstützung von Menschen mit Autismus zu nutzen.

Stephan Perdekamp entwickelte die PEM ursprünglich, um es Schauspielern zu erleichtern, Emotionen auf der Bühne darzustellen, ohne deren negative Auswirkungen auf die Psyche zu erleben. Ich beschloss, mehr über die PEM herauszufinden, und nahm nach einem Gespräch mit zwei Schauspielern, die die PEM in Australien etablieren wollten, an einem ihrer Workshops für junge Erwachsene mit Autismus teil. Je mehr ich über die PEM erfuhr, desto stärker wurde mir klar, wie gut sie Menschen mit Autismus helfen kann.

Aarons Lebenserfahrungen ähneln in vielerlei Hinsicht denen anderer Erwachsener mit Autismus, aber seine Biografie unterscheidet sich in einem entscheidenden Punkt, nämlich der Geschichte von der PEM und Aarons Glauben an deren Nutzen für ihn selbst und andere Menschen mit Autismus. Ich unterstütze seinen Enthusiasmus und dass er andere Autisten dazu ermutigt, die PEM auszuprobieren, und ich möchte meinerseits meine professionellen Kollegen dazu ermutigen, die PEM in ihr Repertoire von Methoden für Gefühlsmanagement aufzunehmen. Ich möchte außerdem meine Kollegen aus der Wissenschaft dazu aufrufen, die Methode zu bewerten, und es Menschen mit Autismus sowie meinen Kollegen ans Herz legen, sich zu PEM-Trainern ausbilden zu lassen.

Diese Autobiografie wird das wegweisende Buch über eine neue Strategie sein, mit der autistische Menschen lernen können, ihre Gefühle zu verstehen und sie bewusst zu erleben und zum Ausdruck zu bringen.

Professor Tony Attwood

Prolog:
Angstlaufen

Als Stephan das Zeichen zum Loslaufen gibt, bin ich plötzlich nur noch Instinkt. Ich drehe mich um und renne. Mit geblähten Nüstern. Mit hastigem Atem. Mit angstgeweitetem Blick. Das ist er: der Ausdruck der Angst, den ich in den letzten Minuten von meinem Gesicht Besitz ergreifen habe lassen. Stephan nennt ihn die »Angstmaske«. Er sagt, sie ist bei allen Menschen gleich, egal, in welcher Kultur sie leben. Die Maske setzt menschliche Mimik biologisch ein, um Angst effektiv wirken zu lassen. Sie ist an eine bestimmte Atmung gekoppelt. An eine Energie, die die Emotion auslöst. Wir haben das Ganze erst in einer Gruppe von fünf Leuten besprochen und dann ausprobiert. Jetzt lassen wir es wirken. Dass das bei mir funktioniert, ist eigentlich unglaublich. Aber ich habe jetzt keine Zeit, mich darüber zu wundern. Ich renne nur. Weg vor dem Monster, das mich seit Jahren aufzufressen droht. Weg vor dem Zittern in meinen Beinen und der Taubheit in meinem Kopf. Ich renne, als ob ich es immer so getan hätte. Dabei ist in Wahrheit das Gegenteil der Fall.

Normalerweise versteift sich mein Körper, wenn ich Angst habe. Das war schon immer so. Ich verfalle in Schockstarre, blockiere innerlich, bin wie gelähmt. Doch heute ist es anders. Die Gefahr ist zu groß. Würde ich jetzt stehen bleiben, hätte ich endgültig gegen mich selbst verloren. Dieser Lauf ist mehr als nur ein Ruf des Instinkts. Er ist die letzte Chance, meine eigenen Fesseln zu sprengen. Während unter meinen Füßen der rissige Beton des Parkplatzes dahinfliegt und hinter meinem Rücken das monotone Rauschen des Endlosverkehrs auf den Elbbrücken leiser wird, öffne ich den Mund, spüre, wie meine Kehle sich zusammenzieht und wieder weitet. Dann schreie ich laut los. Ein Angstschrei, logisch. Aber er ist mehr als das. Er ist vor allem eine Befreiung. Ich habe das Gefühl, mit jedem Laut, der mir entweicht, werde ich leichter und laufe schneller. Der Parkplatz, meine Schritte, die neben mir dahinfließende Elbe – all das wird zu einem großen Energiestrom, der aus mir selbst herausschießt. Oder in mich hinein? Egal. Die Hauptsache ist, dass ich es zulassen kann. Dass ich laufen und schreien darf, so weit und so lange ich will. Zum ersten Mal in meinem Leben.

Als irgendwann die Energie nachlässt und meine Schritte langsamer werden, senkt sich eine große Müdigkeit auf meinen Körper herab. Nachdem ich stehen geblieben bin, werden meine Beine bleischwer. Ich schaffe es kaum noch, einen Fuß vor den anderen zu setzen. Normalerweise reden wir nach Übungen wie dem Angstlaufen darüber, was wir empfunden oder nicht empfunden haben, ob die Übung gewirkt hat oder nicht. Das kann ich jetzt nicht mehr. Ich signalisiere Stephan, dass ich schon mal zurück zum Center gehe. Mit einem prüfenden Blick fragt er, ob mit mir alles in Ordnung ist. Ich nicke. Es ist ein stummes Nicken, das dem Gewitter, das in meinem Kopf tobt, eigentlich nicht gerecht wird. Aber Stephan versteht. Er nickt seinerseits und lässt mich gehen. Dann wendet er sich wieder der Gruppe zu.

Während ich die 200 Meter bis zum Center im Zeitlupentempo zurücktaumele, schießen mir die Entwicklungen der letzten Wochen wie Blitze durch den Kopf. Es ist erst ein halbes Jahr her, dass eine Psychologin bei mir das Asperger-Syndrom diagnostiziert hat, eine Autismus-Variante, die sich durch gestörtes Kommunikationsverhalten und Probleme beim Deuten und Ausdrücken von Gefühlen äußert. Die Diagnose hat einen Schlusspunkt hinter eine 25 Jahre andauernde Suche nach den

Gründen für meine Eigenarten und Probleme gesetzt. In diesen 25 Jahren wurde ich gemobbt, verklagt, entmündigt, berentet, immer wieder fehldiagnostiziert und schließlich von einem Therapeuten achselzuckend zum hoffnungslosen Fall erklärt.

Dass ich jetzt hier bin, hat einzig und allein damit zu tun, dass ich mich mit dem Achselzucken nicht abfinden wollte. Ich wollte wissen, woran es liegt, dass ich die Gefühle von anderen oft überdeutlich wahrnehme, zu meinen eigenen aber keinen Zugang finde. Ich wusste, dass diese Gefühle da waren. Dass sie irgendwo in meinem Körper festsaßen. Sie konnten mich zum Zittern, zum Beben und zum Zweifeln bringen, aber die Empfindungen als solche kamen nie bei mir an. So sehr ich auch versuchte, mich mit traurigen Filmen, fragwürdigen Bekanntschaften und grenzwertigen Situationen herauszufordern, sie hinterließen immer nur eine große Taubheit.

Bei der Suche nach Möglichkeiten, diese Taubheit zu überwinden, brachte mich meine Therapeutin auf die Perdekamp'sche Emotionsmethode, kurz PEM. Das ist eine Technik, die mithilfe von Körper- und Organarbeit Emotionen auslöst. Stephan hat die Methode erfunden. Er unterrichtet sie gemeinsam mit 15 Kollegen hier im Center an den Elbbrücken in Hamburg. Ursprünglich wurde das Ganze entwickelt, damit Schauspieler einen Weg finden, Emotionen auf der Bühne darzustellen, ohne sich dabei immer wieder psychisch fertigzumachen. Dieser Ansatz hat mich anfangs misstrauisch gemacht. Mit Theater habe ich nichts am Hut. Im Gegenteil. Das spielerische Vorgaukeln von Gefühlen scheint mir in meiner Situation eher zynisch. Dass ich trotzdem hergekommen bin, hatte mit dem Achselzucken des Therapeuten zu tun. Zynischer als sein Verhalten konnte es ja nicht mehr kommen. Und zu verlieren hatte ich nach seiner Diagnose auch nichts mehr. Ob ich nun von ihm verarscht wurde oder von irgendwelchen Theater-Freaks ... Egal, habe ich mir gesagt. Probieren wir's aus. Elbbrücken, ich komme!

Gleich meine erste Begegnung mit der PEM-Technik war ziemlich eindrücklich. Dort habe ich zum ersten Mal eine Idee davon bekommen, wie sich Glück anfühlt, was mich ziemlich umgehauen hat. Seitdem habe ich verstanden, dass das, was hier gemacht wird, nichts mit dem Vorgaukeln von Gefühlen zu tun hat, sondern damit, sie analytisch und systemisch zu verstehen. Dieser Ansatz ist für mich als autistischen Menschen logisch und einleuchtend. Vor allem aber funktioniert er. Die Methode führt dazu, dass sich Schritt für Schritt Knoten um Knoten zu lösen scheint. Ich habe zum ersten Mal erfahren, was es bedeutet, von einer Gemeinschaft ohne Vorbehalte akzeptiert zu werden. Ich habe bei einem Liederabend zum ersten Mal vor Rührung geweint. Und jetzt konnte ich zum ersten Mal meine Angst rauslassen – eine Angst, die mich jahrelang gelähmt und blockiert hat, statt mich zum Weglaufen zu bewegen. Sie hat sich in mir aufgestaut und verfestigt, doch sie konnte nie wirken. Das tut sie erst jetzt. Beim Angstlaufen. Für mich ist das ein großer und vor allem rasanter Fortschritt. Was Therapeuten über Jahre bei mir nicht erreicht haben, habe ich bei der PEM in wenigen Wochen geschafft. Jede Übung, die mich meinen Gefühlen näherbringt, lässt die Gewissheit in mir reifen, dass es mehr oder am besten allen Autisten möglich sein sollte, die Befreiung zu erleben, die mir hier zuteilwird. Dass ich vielleicht dazu beitragen kann, dass sie es zumindest versuchen. Gegebenenfalls indem ich meine eigene Geschichte erzähle, die ich im Angesicht der Erkenntnisse der letzten Woche auf einmal selbst in einem neuen Licht betrachte. Ich habe mich entschieden, ihre verschiedenen Abschnitte in die sechs Grundemotionen einzuteilen, mit denen wir hier arbeiten. Das ist sehr aufschlussreich. Ich sehe seitdem in vielen Dingen einen Sinn, die vorher sinnlos zu sein schienen. Aber nicht nur das. Ich bekomme ein Gefühl für sie. Das ist ungewohnt für mich, aber es ist schön. Weil es etwas ist, das ich vorher nicht kannte. Das ist Leben.

1
Lust:
Die Kindheit

Lust ist die Energie, die übrig bleibt, wenn alle Grundbedürfnisse befriedigt sind. Sie kommt, wenn man nicht kämpfen, nichts durchsetzen, nicht fliehen muss. Sie hat nicht zwangsläufig mit Sex zu tun. Neugier, Genuss, Spaß, Freude – all das ist Lust. Die Energierichtung dieser Emotion ist vorwärts. Man bekommt etwas: eine Belohnung. Weil jeder seinen eigenen Geschmack hat, ist Lust individuell. Aus ihr resultieren Ideenreichtum und Kreativität. Deshalb passt sie gut zur Kindheit. Kinder agieren meist intuitiver als Erwachsene. Damit handeln sie per se lustbetonter. Ob das auch für mich galt? Als ich klein war, habe ich einmal den kompletten Kleiderschrank meiner Eltern mit roter Farbe ausgesprüht. Ich habe unter der Bettdecke mit Streichhölzern gezündelt. Schon möglich, dass das mit Neugier, also mit Lust, zu tun hatte. Wenn es Fischstäbchen gab, habe ich sie heimlich unter den Schrank geschoben, wenn niemand guckte. Das hatte nichts mit Lust zu tun. Sondern damit, dass ich keine Lust auf Fischstäbchen hatte. Eigentlich ist mir Lust ein Rätsel. Genau wie meine Kindheit.

I

Lust:
Die Kindheit

Kind sein

Mutter, Vater, Tochter ... und das behinderte Kind. In dieser Familienkonstellation bin ich aufgewachsen. Das behinderte Kind war ich, die Tochter war meine Schwester Mirjam-Sophie. Sie ist 15 Monate älter als ich. Nach meiner Geburt soll sie ziemlich irritiert darüber gewesen sein, dass es auf einmal noch ein zweites Kind in der Familie gab. Aus Protest hat sie Regale ausgeräumt, gegen meinen Kinderwagen getreten oder versucht hineinzuklettern, um mich rauszuschmeißen. Daran erinnern wir uns allerdings beide nicht mehr, unsere Eltern haben nur davon erzählt. In gewisser Weise setzt sich der Konkurrenzkampf, der sich in Mirjams frühem Verhalten bereits abzeichnete, aber bis heute fort. Mirjam konnte alles, Aaron konnte nichts. So war es immer. Allerdings wurde mir auch selten die Chance gegeben, das, was ich nicht konnte, zu lernen. Ich konnte es ja nicht. Das bedeutete für meine Familie, dass ich es gar nicht erst lernen durfte. Diese Nichtlogik macht mich bis heute wütend. Sie ist einer der Hauptstreitpunkte zwischen uns. Auch weil sie dazu führt, dass ich bis in alle Ewigkeit dazu verdammt zu sein scheine, das behinderte Kind zu bleiben. Rollen, die einem über Jahre von der eigenen Familie aufgedrückt werden, wird man schwer wieder los. Sie haften an einem. Wie Hundescheiße an der Schuhsohle. Obwohl ... Hundescheiße kann man abwaschen. Rollenzuschreibungen nicht. Die bleiben und folgen einem. Man entkommt ihnen nur, wenn man denen entkommt, die sie erfunden haben. Aber wie entkommt man der eigenen Familie?

Vielleicht habe ich deshalb keinen großen Bezug zur Kindheit, weil ich eigentlich keine hatte. Rückblickend kommt mir dieser Lebensabschnitt vor wie ein endloser Marathon aus Arztbesuchen und Sinnlosigkeiten. Ich wurde zehn Wochen zu früh geboren, was zu einer Reihe von Problemen führte:

Verhaltensauffälligkeiten, Sprachentwicklungsstörungen, motorische Schwierigkeiten. Schon als Baby musste ich zur Krankengymnastik, später kamen Ergotherapie und eine Behandlung am Hamburger Werner-Otto-Institut für entwicklungsverzögerte Kinder hinzu. Weil ich einen Sigmatismus hatte, saß ich irgendwann in der Dachgeschosswohnung eines Sprachtherapeuten, bei dem ich zur Übung immer wieder Sätze wie »Susi sag mal saure Sahne« sagen musste. Irgendein Problem gab es immer, wegen dem wir zum Arzt gehen mussten. Kein Wunder, dass Mirjam mir die viele Aufmerksamkeit neidete, auch wenn ich gerne darauf verzichtet hätte.

Angesichts der Tatsache, dass meine beiden Eltern Lehrer sind und Autisten unterrichtet haben, finde ich es ziemlich seltsam, dass offenbar nie jemand auf die Idee kam, mich auf Autismus untersuchen zu lassen. Vielleicht verhinderte die unübersichtliche Anzahl von Problemen und Behandlungen, dass irgendwann mal jemand eins und eins zusammenzählte, denn die Symptome waren da: Ich war extrem ruhig, Einzelgänger, sehr lärmempfindlich, große Menschenansammlungen überforderten mich, was ich nicht wollte, machte ich nicht. Natürlich wollte ich auch nicht ständig bei Ärzten sitzen, aber darüber wurde nicht diskutiert. Es wurde einfach verordnet. Weil meine Eltern Beamte waren, ging das. Sie hatten ja eine private Krankenversicherung, die sämtliche Kosten übernahm. Gut für sie, schlecht für mich. Denn so kam ich nie zur Ruhe, obwohl in Ruhe gelassen zu werden eigentlich alles war, was ich wollte.

Wenn ich heute, mit Ende 20, darüber nachdenke, wie es wäre, selber Kinder zu haben, führt mir dieser Gedanke die Zwickmühle vor Augen, in der Autisten in unserer Gesellschaft stecken. Also denke ich gar nicht länger über das Thema nach, auch wenn ich viele Kinder ganz flauschig finde. Oft sind sie sehr direkt und authentisch. Das mag ich. Was ich nicht mag, sind Kinder, die ihren Eltern ähnlich sein wollen – also diejenigen, die sich von der Gesellschaft vereinnahmen lassen und die Erwachsenen nachahmen. Letztendlich sind Kinder ja einfach nur kleine Menschen. Es gibt Menschen, die sind nett, und es gibt Menschen, die sind Arschlöcher. Arschlöcher sind für mich Leute, die sich so sehr von Normen beeinflussen lassen, dass sie nur noch damit beschäftigt sind, keine Fehler zu machen. Dann unterdrücken sie Bedürfnisse, verheimlichen Vorlieben, achten mehr darauf, wie sie von anderen gesehen werden, als darauf, was sie selber wollen. So etwas finde ich dämlich. Zugegebenermaßen bleibt mir auch gar nichts anderes übrig, als die Dinge auf diese Weise zu betrachten, weil ich Verheimlichen und Unterdrücken schlicht und ergreifend nicht kann. Sie gehören zu den unzähligen Dingen, die meine Schwester sehr gut beherrscht, ich aber nicht. In diesem speziellen Fall bin ich allerdings nicht traurig über meine Unfähigkeit. Traurig macht mich höchstens, dass dies mein Leben schon früh in zwei Bereiche spaltete: meine Welt und die Welt der anderen. Inzwischen verstehe ich, warum das so ist. Aber bis zu dieser Erkenntnis war es ein weiter Weg. Ein weiter Weg durch meine eigene Welt. Auf dem es sehr bald sehr einsam wurde.

Winterreise

Frau Winter war gleichzeitig das Tor und die Grenze zur Welt der anderen. Sie ermutigte mich, wo ich Interesse zeigte, ließ mich aber in Ruhe, wenn ich es nicht tat. Ich mochte Frau Winter. Dass ich sie mochte, konnte ich ihr direkt und ehrlich sagen, ohne dass sie komisch guckte oder irritiert auswich. Dafür mochte ich sie noch mehr. Denn mit Direktheit und Ehrlichkeit schienen die meisten anderen Menschen um mich herum nicht besonders gut klarzukommen. Das war für mich, der ich gar nicht anders konnte, als unverblümt zu sagen, was er dachte, ein Problem, auch wenn ich es nicht konkret hätte benennen können. Ich spürte es einfach, so wie ich vieles spürte: Die Ruhe und Sicherheit, die die Wohnung meiner Großeltern von den Spannungen im Haushalt meiner Eltern unterschied. Das Befremden, das meine gleichaltrigen Cousins empfanden, wenn ich statt mit ihnen durch die Gegend zu toben, lieber in Ruhe dabei zusah, wie sie sich gegenseitig zu übertrumpfen versuchten. Die verstohlenen Blicke, mit der manche Kinder meine Latzhosen musterten, die zwar praktisch, aber total unmodisch waren. All das waren Dinge, die ich intuitiv wahrnahm. Genau wie die Zuneigung von Frau Winter.

Frau Winter war meine Kindergärtnerin. Es gibt ein Foto, das ihre Bedeutung für mich in jenen frühen Jahren gut symbolisiert. Das Bild wurde bei einer Faschingsfeier gemacht. In der linken Hälfte ist eine Horde aufgekratzter Kinder zu sehen. Sie reißen den Mund auf, lachen, sind als Hexen, Gespenster und Cowboys verkleidet. Rechts daneben steht Frau Winter, die einen kleinen Jungen an der Hand hält, der den Mund nicht aufreißt und nicht lacht. Er blickt ernst in die Kamera und steckt dabei Mittel- und Zeigefinger in den Mund. Er ist der Einzige, der keine Verkleidung trägt, stattdessen trägt er unmodische Latzhosen. Dieser Junge bin ich.

Würde ich dieses Foto heute meiner Mutter zeigen, würde sie einen bedauernden Gesichtsausdruck aufsetzen und sagen, wie schade es doch ist, dass all die anderen Kinder Spaß haben, während ich unglücklich bin. Diese Reaktion ist bezeichnend für die grundlegenden Missverständnisse zwischen mir und der »normalen« Welt, denn auch wenn ich mich nicht mehr genau an den Moment erinnern kann, in dem das Faschingsfoto entstand, bin ich sicher, dass ich nicht unglücklich war. Schließlich halte ich auf dem Bild die Hand von Frau Winter, die mir den unschätzbaren Dienst erwies, mich nicht dazu zu zwingen, in irgendein albernes Kostüm zu schlüpfen, nur um zu sein wie alle anderen. Dass ich darüber sehr froh war, weiß ich im Gegensatz zu den genauen Umständen der Entstehung des Fotos noch genau.

Ich verstehe bis heute nicht, wozu Kostüme gut sein sollen. Wenn ich in einem Online-Spiel in eine Rolle schlüpfe, um in einer Fantasy-Welt mit einer vorgegebenen Handlung bestimmte Aufgaben zu lösen, ist das für mich logisch und nachvollziehbar, aber warum sollte ich in der realen Welt etwas darstellen wollen, was ich nicht bin? Nur weil Halloween oder Fasching ist? Das ist doch Bullshit. Für mich steht Verkleiden ganz oben auf einer Liste von Dingen, die ich sinnlos und überflüssig finde. Auf dieser Liste stehen auch Materialismus, Gruppenzwang, Laternenumzüge, Tanzflächen, Casting-Shows, Kitschromane, Selbstbetrug und Lügen für den schönen Schein. Letztere haben mir das Leben besonders schwer gemacht, weil sie irgendwann dazu geführt haben, dass ich an meinem eigenen Verstand zweifelte. Als ich nach dem Kindergarten in die Grundschule kam, musste ich auf die schützende und vermittelnde Unterstützung meiner Kindergärtnerin verzichten. Die Grenze zur Welt der anderen, die auch das Tor war, fehlte auf einmal. Ich stand gleichzeitig draußen und mittendrin. Das führte zu verwirrenden Situationen, die mich zunehmend ratlos zurückließen. Diese Ratlosigkeit hatte zur Folge, dass ich mich immer mehr in mich selbst zurückzog. Wann genau das anfing, weiß ich nicht mehr. Lange fühlte es sich für mich so an, als wäre es nie anders gewesen, aber das stimmt nicht. Es gab ein Schlüsselerlebnis, das mir erst vor ein paar Wochen beim Nachdenken über dieses Buch wieder eingefallen ist – bei einem Déjà-vu im Friseursalon.

Die Lügen der anderen

Für mich war die Frage »Wie geht's?« seit jeher ein Anlass für Verwirrung. Ich kann mich an zahllose Situationen erinnern, als mir diese Frage gestellt wurde und ich noch während des Versuchs einer Antwort anhand der Reaktion meines Gegenübers feststellte, dass eigentlich gar keine Antwort erwünscht war. Die meisten Menschen weichen aus, wenn man sie ohne Filter mit dem eigenen seelischen Innenleben konfrontiert: Ihre Lockerheit verschwindet, ihre Körper versteifen sich, ihre Blicke werden hart. Ich nehme solche Dinge sehr stark wahr. Ich musste erst begreifen, dass ein oberflächliches »Wie geht's?« in der Regel keine ernst gemeinte Frage ist, sondern eine sinnleere formale Phrase. Die Leute wollen nicht wirklich wissen, wie es einem geht, sie wollen nur höflich sein. Deshalb erwarten sie, dass man ebenfalls höflich ist, also mit »gut« antwortet, auch wenn es einem dreckig geht. Auf einer sachlichen Ebene habe ich das irgendwann verstanden, aber meiner emotionalen Logik widerspricht es vollkommen. Deshalb passiert es mir immer wieder, dass ich spontan ehrlich auf ein »Wie geht's?« antworte. Wenig später bin ich mit den steifen Körpern und harten Blicken konfrontiert. Danach geht es mir meist noch schlechter als vorher, weil ich mich fühle wie ein Wesen von einem anderen Stern. Was mich wiederum daran erinnert, dass es eine Zeit gab, in der ich aufgrund solcher Erfahrungen völlig resigniert und überhaupt nicht mehr mit Menschen gesprochen habe. Aber dazu kommen wir später.

Das »Wie geht's?«-Prinzip funktioniert auch andersherum: Dann nehme ich wahr, wenn es Menschen nicht gut geht, und spreche sie darauf an. Auch das hatte ich mir eine Zeit lang völlig abgewöhnt, doch vor ein paar Wochen ist es wieder passiert. Das war eine erhellende Erfahrung.

Ich musste zum Haareschneiden. Ich gehe seit Jahren zum

selben Friseur, vielleicht ist auch das autismusbedingt, da es ja heißt, Autisten täten sich schwer mit Veränderungen. Vielleicht hat es in diesem Fall aber auch nur damit zu tun, dass ich den Besitzer des Friseurladens schon lange kenne, mit seiner Art Haare zu schneiden einverstanden bin und mich bei ihm wohlfühle. Die Atmosphäre in seinem Salon ist nicht nur vertraut, sondern familiär. Ich freue mich auf die Termine dort.

Als ich diesmal ankam, wurde mir mitgeteilt, dass der Chef kurzfristig erkrankt sei und deshalb eine Kollegin meinen Termin übernähme. Das war für mich in Ordnung, auch wenn ich die Kollegin nur flüchtig kannte. Nicht in Ordnung war dagegen, dass ich während des Haareschneidens fühlte, dass es ihr nicht gut ging. Es war nicht nur, dass sie traurige Augen hatte und bedrückt wirkte, was ihre routinierte Heiterkeit im Umgang mit mir als Kunden umso beklemmender machte, es ging wirklich eine tiefe Traurigkeit von ihr aus. Diese Traurigkeit übertrug sich auf mich. Das angenehme Gefühl der Entspannung, das ich normalerweise in dem Salon empfinde, wich einer Belastung, die ich körperlich spürte. Am liebsten hätte ich die Frau gefragt, was mit ihr los ist. Gleichzeitig befürchtete ich, dass es ihr unangenehm sein könnte, eine solche Frage in einem voll besetzten Friseursalon zu beantworten. Und dass es mir generell nicht zusteht, eine praktisch Fremde nach ihren Problemen zu fragen. Also hielt ich den Mund. Ich ließ mir die Haare schneiden, ertrug das zweckoptimistische Gespräch und nahm die adaptierte Traurigkeit nach dem Bezahlen mit nach Hause, wo sie mich weiter beschäftigte. Genauso wie die Frage, ob ich mich nicht doch nach dem Wohlbefinden der Friseurin hätte erkundigen sollen. Sind es nicht Situationen wie diese, in denen Menschen einander signalisieren könnten, dass sie sich gegenseitig nicht scheißegal sind? In denen sie füreinander da sein sollten? In denen man im extremsten Fall einen Verzweifelten davon abhalten kann, vors nächste Auto zu springen?

Weil mir der Gedanke keine Ruhe ließ, schrieb ich dem Chef des Friseurladens eine Mail. Ich wollte ihm sowieso gute Besserung wünschen, da konnte ich auch gleich fragen, ob die Kollegin Probleme hatte und vielleicht Hilfe brauchte. Ich musste das einfach tun, denn es zu ignorieren wäre mir unmenschlich vorgekommen. Ein paar Stunden später kam die Antwort, von der Friseurin persönlich. Sie hatte tatsächlich einen schlechten Tag gehabt. »Witzig, dass dir das aufgefallen ist«, schrieb sie, aber sonst sei alles in Ordnung.

Ich las diese Mail immer wieder. Sie war nicht die Antwort, die zu der tiefen Traurigkeit passte, die ich empfunden hatte, während ich auf dem Friseurstuhl saß. Lieber wäre mir gewesen, die Frau hätte sich mir anvertraut und ich hätte dadurch zu ihrer Entlastung beitragen können. Mir ist aber auch durchaus klar, dass das nicht realistisch ist. Die wenigsten Leute geben zu, dass sie Probleme haben, geschweige denn, dass sie diese Probleme Fremden anvertrauen. Aber immerhin: Die Mail war keine komplette Zurückweisung. Sie war kein »Nein, du hast dich geirrt«, kein »Alles in Ordnung« ohne Einschränkung. Das bewegte mich, weil es die fast verloren geglaubte Hoffnung in mir festigte, dass meine Wahrnehmung doch der Realität entspricht. Diese Hoffnung habe ich eigentlich schon in der Grundschule verloren. Das war auch der Grund dafür, dass ich zwischenzeitlich kaum noch mit Menschen sprach. Es begann mit einem Vorfall, der dem im Friseursalon sehr ähnlich war, aber einen völlig anderen Verlauf nahm. Es begann mit dem stummen Hilferuf von Melanie.

Melanie war ein Mädchen aus meiner Klasse. Eigentlich hatten wir nicht viel miteinander zu tun, aber ich erinnere mich, wie sie vor einer Elterndankveranstaltung in der Aula unserer Schule an der Wand lehnte und sehr unglücklich wirkte. Auch hier spürte ich intuitiv, dass sie etwas bedrückte. Ich ging zu ihr und fragte geradeheraus: »Geht es dir nicht gut?«

Die Antwort waren ein Stirnrunzeln und ein zickiges »Wieso?«. Ich versuchte zu erklären, dass ich ihr ansehen konnte, dass sie traurig war, doch Melanie schüttelte vehement den Kopf und beteuerte: »Das bildest du dir ein. Alles gut, kein Problem.«

Eine Stunde später verließ sie vorzeitig die Veranstaltung. Später stellte sich heraus, dass sie rasende Kopfschmerzen gehabt hatte und zu Hause direkt von ihrer Mutter ins Bett gesteckt wurde. Aber das kam damals bei mir gar nicht mehr richtig an. Ich war viel zu sehr damit beschäftigt, an meiner eigenen Wahrnehmung zu zweifeln. Wie konnte es sein, dass ich mir so sicher gewesen war, dass es Melanie nicht gut ging, sie es aber standhaft bestritt? Statt den Wahrheitsgehalt ihrer Antwort infrage zu stellen und darüber nachzudenken, dass sie mit ihrer kleinen Lüge nur den schönen Schein wahren wollte, kreisten meine Gedanken unaufhörlich um einen Satz: »Das bildest du dir ein.«

War es so? Bildete ich mir die Gefühlsregungen, die ich an anderen Menschen wahrzunehmen glaubte, nur ein? Lag ich einfach nur falsch? Als neunjähriger Junge kommt man nicht auf die Idee, dass die eigene Unfähigkeit, zu lügen, andere nicht daran hindert, es trotzdem zu tun. Man kommt auch nicht auf die Idee, dass nicht unbedingt die eigene Ehrlichkeit falsch ist, sondern die Norm einer überkontrollierten Gesellschaft. Und schon gar nicht kommt einem in den Sinn, dass all das mit einer angeborenen neurologischen Abweichung namens Autismus zu tun haben könnte. Trotzdem zieht man natürlich seine Schlüsse.

Das Erlebnis mit Melanie steht stellvertretend für eine Reihe von ähnlichen Erfahrungen, die ich im Laufe meiner Kindheit gemacht habe und die verschiedene Auswirkungen auf mich hatten. Erstens: Ich merkte, dass mein Verhalten unpassend war, wusste aber nicht so richtig, warum. Deshalb versuchte ich mich möglichst gar nicht mehr zu »verhalten«, sprich unauffällig zu sein und nicht anzuecken. Zweitens: Weil mir immer wieder gesagt wurde, dass meine Wahrnehmung nicht stimmte, nahm ich irgendwann selbst an, dass sie falsch war. Also versuchte ich, meine Beobachtungen zu verdrängen oder sie zumindest nicht zu äußern. Drittens: Alles in allem wurde mir bewusst, dass mit mir etwas nicht stimmte. Das war eine beunruhigende Erkenntnis. Also versuchte ich mir Skills anzutrainieren, die mich nach außen hin so wirken ließen, als würde mit mir alles stimmen. Merkte ich, dass meine Mitschüler Zeichentrickserien super fanden, guckte ich auch welche, um zu verstehen, was daran so toll war. Leider blieb das Verständnis aus. Wenn ich sah, dass meine Klassenkameraden sich für den Tausch von Pokémon-Karten begeisterten, beschäftigte ich mich ebenfalls mit dem Thema, nur um dabei festzustellen, dass ich Pokémon total bescheuert fand. Weil ich merkte, dass sich viele Kinder über den Wert materieller Güter definierten, versuchte ich durch Geschenke ihre Gunst zu gewinnen. Was aber auch wieder dazu führte, dass meine Klassenkameraden mich komisch fanden, denn selbst wenn sie das Geschenk mochten, fanden sie es seltsam, dass es ausgerechnet von mir kam, der sonst nie mit ihnen sprach.

Es ist bezeichnend für autistische Wahrnehmung und autistisches Verhalten, dass ich nicht den einfachen Weg ging. Dass ich nicht das Verhalten anderer imitierte, um ihnen zu gefallen. Dass ich mich nicht verstellte, um Beifall zu bekommen. Dass ich nie vorgab, etwas gut zu finden, obwohl ich es eigentlich nicht mochte. Es hatte nichts mit mangelndem Anstand zu tun, dass ich es nicht tat, ich kam schlicht gar nicht auf die Idee. Genauso wenig wie ich auf die Idee kam, dass die Menschen um mich herum ständig all die kleinen Lügen des Alltags zu ihrem Vorteil anwendeten. Dass sie ihren Gesprächspartnern bewusst das erzählten, was sie hören wollten, um sie auf ihre Seite zu ziehen. Dass sie behaupteten, sie wüssten etwas, obwohl dem nicht so war, um nicht dumm zu wirken. Dass sie logen, um sich nicht durch eine unpopuläre Meinung oder

Aussage lächerlich zu machen. Kurzum: dass sie ständig andere und oft auch sich selbst manipulierten.

Für mich ist das unlogisch. Und weil es unlogisch ist, würde es für mich unermesslich viel Denkaufwand bedeuten, mich diesem Verhalten anzupassen. Es ist nicht so, dass Autisten nicht lügen können. Sie können es. Oder zumindest ich kann es. Aber es ist so anstrengend, dass ich daran kaputtgehen würde, wenn ich es öfter täte. Das ist auch der Grund, warum ich ABA ablehne: Applied Behavior Analysis. Das ist eine Behandlungsmethode, die vor allem bei autistischen Kindern angewendet wird. Sie besteht darin, den Patienten unpassendes (also autistisches) Verhalten abzutrainieren. Ähnlich wie eine Dressur. Das Kind wird darauf gedrillt, sich »normal« zu verhalten. Den Eltern wird das dann so verkauft, als ob das Kind dadurch weniger autistisch wäre, aber für das Kind ist es eine Zwangsjacke aus Verhaltensverboten. ABA ist einer der wenigen Gründe, warum ich dankbar bin, dass meine Asperger-Diagnose erst sehr spät gestellt wurde. Hätte ich sie schon in der Kindheit bekommen, hätten mich meine Eltern garantiert zu einem ABA-Experten geschickt. Mir mein unpassendes Verhalten abzugewöhnen war ja in gewisser Weise ihr höchstes Ziel. Dabei hätten sie vielleicht einfach nur mit mir über meine Bedürfnisse reden und das glauben sollen, was ich ihnen erzählt hätte. Es wäre immerhin die Wahrheit gewesen. Aber die wollte ja nie jemand hören.

Meine Mutter sagt ...

Eines der wenigen Male, die ich dich habe weinen sehen, war während deiner Grundschulzeit. Da warst du sieben oder acht. Es hatte eine Feier gegeben, bei der deine Mitschüler versucht hatten, dich auf die Tanzfläche zu zerren. Da bist du panisch weggelaufen. Du bist als Kind oft weggelaufen, denn das war deine Art, vor Konflikten zu fliehen oder vor Situationen, in denen du dich in die Enge getrieben fühltest. Am besten war, man ließ dich in Ruhe. Wenn du nicht gedrängt wurdest, warst du ruhig und lieb. Wie ein Teddybär. Kräftig gebaut, freundlich, still. Oft zu still. Auch Mirjam war ein ruhiges Kind, aber sie war vom Wesen her aufgeweckt. Du hingegen wirktest von Anfang an apathisch, zurückgezogen.

Dein Start ins Leben war nicht einfach. Du kamst zehn Wochen zu früh zur Welt. Nach der Geburt hattest du eine Hirnblutung und ein schweres Atemnotsyndrom. Es hat Tage gedauert, bis du über den Berg warst. Komischerweise hatte ich in dieser Zeit keine Angst. Ich habe den Gedanken, du könntest sterben, einfach verdrängt. Ich wusste, du würdest leben. Sorgen machte ich mir damals keine, die kamen erst später. Wir mussten immer wieder zu Untersuchungen deiner Motorik und Sensorik. So oft fuhren wir in die Klinik, in die Humangenetik, zur Krankengymnastik ...

Für einen Säugling wie dich war all das sehr anstrengend. Im Wohnzimmer hatten wir eine Deckenschaukel für dich aufgehängt, in der du damals oft lagst. So hatten wir dich immer bei uns, und manchmal hast du uns angelächelt. Nach der Krankengymnastik hast du aber auch oft zehn Stunden am Stück geschlafen. Das hat sogar den Kinderarzt beunruhigt. In der Humangenetik hingegen meinten sie, es sei alles normal. Mich hat das immer wahnsinnig frustriert, denn es war offensichtlich, dass nicht alles »normal« war. Keinem war damit geholfen, sich die Dinge schönzureden. Dir am allerwenigsten.

Als du später im Kleinkindalter warst, habe ich irgendwann einmal zu deinem Vater gesagt: »Der Junge hat doch autistische Züge.« Wir hatten als Lehrer ja beide autistische Kinder unterrichtet, allerdings war der Kontext ein anderer: Wir arbeiteten an einer Sonderschule für verhaltensauffällige Kinder aus sozialen Brennpunkten. Außerdem kann und will ich meine Schüler nicht mit dir vergleichen. Bei dem eigenen Sohn sieht man ja doch vieles anders. Hinzu kam, dass die Ärzte den Verdacht nicht bestätigten. Der eine sagte dies, der andere jenes, im Laufe der Jahre wechselte die Diagnose von Depressionen zu sozialer Phobie und anderem. Wir verloren den Autismus aus den Augen.

Heute ist für mich vieles schlüssig. Das Rühr-mich-nicht-An, das Sprich-mich-nicht-An, der eingeschränkte Blickkontakt, die Angst vor Menschenmassen, die Überempfindlichkeit in vielen Bereichen – das sind Parallelen bei vielen Autisten. Das meiste hast du mit dir allein ausgemacht. Über dich und deine Gefühle sprachst du fast nie. Hinzu kam deine absolute Lärmempfindlichkeit! Schimpfen erträgst du nicht, dabei gingst du sofort an die Decke. Auch wenn Mirjam früher sang, hast du dich aufgeregt. Wir haben immer gesagt: »Sei doch nicht so intolerant, lass sie doch singen«, aber du erträgst das einfach nicht. Deine Wäsche mochtest du nur mit ganz viel Weichspüler. Das Knirschen, wenn man über Schnee lief, hat dich fertiggemacht. Du warst schon sehr eigenwillig, aber auch ein ganz schöner Chaot.

Wo du in einigen Bereichen überempfindlich warst, hattest du in anderen überhaupt kein Gefahrenbewusstsein. Bei deinen Großeltern hast du einmal Streichhölzer gemopst und damit unter der Bettdecke gezündelt. Erst später entdeckte mein Vater die verkohlten Hölzchen im Bett. Es war reines Glück, dass du dabei nicht alles in Brand gesteckt hast. Auch im Straßenverkehr warst du völlig unbekümmert. Mit dem Fahrrad fuhrst du auf Kreuzungen zu und achtetest auf alles um dich herum, nur nicht auf die Autos. Mir rutschte jedes Mal das Herz in die Hose, wenn du so unbedarft auf eine Kreuzung zurastest. Andere Dinge, die du angestellt hast, waren auch lustig. Als du drei oder vier warst, hast du meinen Kleiderschrank mit roter Farbe ausgesprüht, und wenn du etwas nicht essen mochtest, hast du es versteckt. Das führte dazu, dass wir noch nach Jahren beim Umräumen verschimmelte Brote fanden, die du hinter Möbel geklemmt hattest. Auf diese Weise hast du auch mal Fischstäbchen entsorgt, die fanden wir glücklicherweise aber gleich.

Nachdem du damals von der Tanzfläche aus der Schule weggelaufen warst, rief mich der Direktor an, um mich über deine Flucht zu informieren. Ich bin sofort losgefahren, um dich zu suchen. Irgendwann kamst du mir weinend entgegen. Das hat mich ziemlich aufgewühlt, denn so kannte ich dich kaum. Du hast so selten Gefühle gezeigt. Kaum Freude, kaum Trauer. Dein Gesicht blieb meist unbewegt. Zu Hause hab ich mich mit dir hingesetzt und mir erzählen lassen, was passiert war. Später gab es noch ein Gespräch in der Schule, bei welchem dein Klassenlehrer zu mir sagte: »Der Junge ist irgendwie anders.« Mich hat das nicht schockiert oder verwundert. Ich wusste ja, was er meinte. Mir war immer lieber, wenn die Dinge offen angesprochen wurden, als sie schönzureden, wie die Leute in der Humangenetik es taten. Das Problem war nur, dass wir den Grund der Andersartigkeit lange nicht benennen konnten. Sosehr es mich erleichtert, dass wir es jetzt können, so sehr quält mich der Gedanke, dass wir dir und uns vielleicht viel Leid erspart hätten, hätten wir früher gewusst, was los war.

Die Botschaft, die nie ankam

Über meinen Vater gibt es nicht viel zu sagen, denn er hat keinen großen Eindruck hinterlassen. Als ich acht war, trennten sich meine Eltern, und er zog aus. Danach sahen Mirjam und ich ihn nur noch jedes zweite Wochenende und auf Campingtouren durch Skandinavien und Holland, die er fortan in den Sommerferien mit uns unternahm und die ich allesamt schrecklich fand. Bei diesen Urlauben hockten wir plötzlich zwei Wochen lang auf engstem Raum aufeinander, als könnten wir dadurch die Nähe, die wir im Alltag nie hatten, im Crashkursverfahren entwickeln. Konnten wir aber nicht. Wir blieben Fremde. Für mich ist mein Vater eine Figur, die irgendwie immer präsent, aber nie wirklich anwesend war. Die wenigen Gelegenheiten, bei denen er sich durch erinnerungswürdige Handlungen hervortat, waren meist negativ. Womit wir auch schon beim Überreagieren wären.

Als ich noch ziemlich klein war, habe ich am letzten Tag eines Mallorca-Urlaubs meine Sandalen am Strand vergessen. Das hat meinen Vater so aufgeregt, dass er mir danach verbieten wollte, mit zum Ferienabschlussessen zu kommen. Als ich später in der Pubertät eine depressive Phase hatte und mich immer mehr von meiner Familie abkapselte, riet er meiner Mutter, mich rauszuschmeißen. Als ich in die Psychiatrie kam, war das Erste, was ihm einfiel, mir einen Priester aufs Zimmer zu schicken, weil er meinte, ich bräuchte kirchlichen Beistand. Sein Verhalten war immer unverhältnismäßig und anmaßend. Auf der einen Seite hatte er nur seine Arbeit im Kopf und kümmerte sich kaum um uns, aber wenn er es auf der anderen Seite dann doch tat, holte er immer gleich zur ganz großen Geste aus.

Im Sommer 2017 kam es aus diesem Grund zu einer Situation, die zum endgültigen Bruch mit meinem Vater führte. Meine Mutter fuhr gemeinsam mit meiner Schwester in den

Sommerurlaub. Ich hatte angeboten, mich während der Zeit ihrer Abwesenheit um ihre Blumen zu kümmern. Es war ein verregneter Sommer, weshalb ich dachte, das Gießen sei überflüssig. Was ich nicht bedachte, war, dass einige Pflanzenkübel so nah an der Hauswand standen, dass der Regen sie nicht erreichte. Diese Blumen waren nach der Rückkehr meiner Mutter vertrocknet. Zu allem Überfluss war im Wohnzimmer zusätzlich eine Pflanze umgekippt. Meine Mutter war nicht begeistert, nahm es aber einigermaßen gelassen, doch als mein Vater das Ganze erfuhr, ging das Gezeter los. Er meinte, ich sei unzuverlässig und faul, und nannte es eine furchtbare Enttäuschung, dass ich mich nicht an meine Versprechen halten würde.

Ich reagierte nicht sofort auf das Gezeter, aber nach ein paar Tagen schrieb ich ihm eine ziemlich böse E-Mail. Ich listete darin alle möglichen Punkte auf, bei denen er es war, der *mich* furchtbar enttäuscht hatte: die zahlreichen Male, als ich bei Schulveranstaltungen vergeblich auf ihn gewartet habe, weil er trotz Versprechens am Ende doch etwas Wichtigeres zu tun hatte, als vorbeizukommen; die mangelnde Geduld, die er in Situationen wie der Bestrafung für die vergessene Sandale bewies; die Herzlosigkeit, die die Aufforderung an meine Mutter, mich rauszuschmeißen, durchblicken ließ; die Unfähigkeit, mich einfach so handeln und leben zu lassen, wie ich es wollte …

Es war eine wirklich lange E-Mail, vielleicht die längste, die ich je verfasst habe. Dass es dementsprechend lange dauerte, sie zu schreiben, führte leider dazu, dass ihr das gleiche Schicksal zuteilwurde wie dem Blumentopf im Wohnzimmer meiner Mutter. Sie stürzte ab. Als ich den »Senden«-Button drückte, hatte der Mail-Provider mich bereits automatisch ausgeloggt, und der Text war futsch. Ich habe ihn nicht noch einmal neu geschrieben. Mein Vater hat die Mail nie bekommen. Wir haben seitdem nicht mehr miteinander gesprochen. Vielleicht liest er ja dieses Buch.

Die Insel

Es gab zwei Menschen in meiner Kindheit, die wie eine friedliche Insel in der tosenden Brandung aus Pflichten und Fragen thronten: meine Großeltern – mütterlicherseits. Die Eltern meines Vaters waren bereits vor meiner Geburt gestorben. Ich habe sie nie kennengelernt. Das Verhältnis zu den Eltern meiner Mutter war dafür umso inniger. Besonders mein Großvater hatte eine enorme Wirkung auf mich. Wenn er da war, fühlte ich mich akzeptiert, wo er war, fühlte ich mich wohl. Drei Orte waren besonders von seiner Aura erfüllt: das Ferienhaus auf Amrum, das er mit meiner Großmutter gebaut hatte und in dem wir die beiden in den Ferien immer besuchten; die Wohnung im Osterkamp, die nur einen Kilometer vom Haus meiner Eltern entfernt lag und wo Mirjam und ich in der Grundschulzeit immer die Nachmittage verbrachten, bis unsere Eltern von der Arbeit kamen; und die Martinskirche in Horn. Dort war Großvater Pastor. Sein Beruf hinterließ tiefe Spuren in der Gedankenwelt meiner Kindheit. Einmal soll ich an den Rahmen unserer Haustür ganz viele Kreuze gemalt und gesagt haben: »Es soll jeder wissen, dass hier Menschen wohnen, die an Jesus glauben.« Ich fing unvermittelt an, Bibelverse zu rezitieren, die ich mir bei Predigten gemerkt hatte. Ich stampfte mit dem Fuß auf und rief: »Verdammt sei die Gottlosigkeit des Menschen, wie er nun einmal ist.« Oder ich antwortete auf die Frage einer Tante, wovon ich nachts träumen würde, mit den Worten: »Ich träume nur von Jesus.«

Heute würde es mir nicht mehr einfallen, solche Sätze von mir zu geben. Mit der Kirche habe ich nichts am Hut. Ironischerweise war es ausgerechnet die Art, wie mein Großvater gestorben ist, die mich wohl am stärksten von Gott und dem Glauben weggetrieben hat. Sie hat mir vor Augen geführt, wie absurd und unlogisch Religion ist. Ich habe mich einmal gefragt, ob mein Großvater mich für meine heutige Ungläubigkeit verurteilt hätte, aber ich denke nicht, dass er das hätte. Das Besondere an ihm war ja gerade, dass er nie missionierte oder demonstrativ frömmelte. Es machte keinen Unterschied, ob er mit Talar und Hamburger Halskrause unter dem Spitztonnengewölbe des Altarraums der Martinskirche stand oder ob er uns mit Pullover und karierter Stoffhose im Flur seiner Wohnung empfing. Er war einfach da und einfach ein guter Mensch. Immer geduldig und authentisch, nie falsch oder berechnend. Mit ihm konnte man auch mal schweigen. Das mochte ich besonders an ihm.

Das Haus auf Amrum war ein bisschen wie er – ein besonderer Ort. Es hatte ein Reetdach und stand inmitten von Wiesen auf einem Hügel. Vom Fenster aus konnte man das Meer sehen. Wenn es stürmte, heulte der Wind um die Mauern, und das Gebälk knarzte. Sonst war es oft ganz still. Als Kind wollte ich immer raus aufs Land, weil es dort ruhiger war als in der Stadt. Auch deshalb fuhr ich gern nach Amrum. Vielleicht führte die erhabene Ruhe des Ortes sogar dazu, dass ich Trubel besser ertrug, der mich unter anderen Umständen gestresst hätte. Denn wenn ich es recht bedenke, war dort oft eine ganze Menge los. Da wir in den Ferien hinfuhren, trafen wir meist alle möglichen Tanten und Onkel, die sich in den Nachbarhäusern eingemietet hatten.

Es gab dort viele unbeschwerte Momente, in denen ich unser Familienleben tatsächlich genoss. Wir Kinder waren zu klein, um anderen etwas vorzuspielen, und weil wir miteinander beschäftigt waren, ließen die Erwachsenen uns weitestgehend in Ruhe. Das war für mich sehr angenehm. Natürlich gab es aber auch mal Streit oder dramatische Situationen. Als meine Schwester das erste Mal ohne Stützräder Fahrrad fuhr, bretterte ich ihr *mit* Stützrädern aus Versehen voll in die Seite, worüber sie sich sehr ärgerte. Einmal sind wir bei Ebbe mit Gummistiefeln ins Watt gelaufen und haben nicht rechtzeitig gemerkt, dass die Flut kam. Plötzlich steckte ich im Schlick fest und schaffte es nicht mehr, mich loszureißen. Meine Schwester lief panisch nach Hause, um meine Eltern zu holen, die angerannt kamen und mich rauszogen. Später hab ich tagelang darüber nachgedacht, warum ich nicht einfach aus den Gummistiefeln rausgestiegen und barfuß weitergelaufen bin. Ob das funktioniert hätte? Ich habe es nie ausprobiert. Ich war dann doch froh, wieder festen Boden unter den Füßen zu haben und mich in die Ruhe des Hauses flüchten zu können. Ich erinnere mich vor allem an den besonderen Duft. Nach Holz. Nach Sand. Nach Großvater.

Die Hamburger Wohnung meiner Großeltern war das städtische Pendant zu Amrum. Auch sie war eine Insel. Die Magie begann direkt hinter der Eingangstür. Man trat in einen Flur, in dem ein langer Teppich lag, der mich sehr faszinierte, da er wellenförmige Muster hatte, die sich permanent wiederholten. Ich habe mich immer gefragt, wie die Teppichknüpfer es schafften, das gleiche Muster immer und immer wieder so exakt zu knüpfen. Dass das bei Teppichen üblich ist und mit bestimmten Webtechniken zu tun hat, wusste ich damals noch nicht. Am Ende des Flurs befand sich die Küche. Dort kochte Großmutter ihre wunderbaren Gerichte. Bei ihr schmeckte immer alles. Rechts lag das Arbeits- und Fernsehzimmer mit dem vollgestopften Bücherregal und dem Schaukelstuhl, in dem Großvater seine Zeitung las. Im Wohnzimmer spielten wir immer zusammen auf dem Boden sitzend *Mensch ärgere Dich nicht*. Im Gegensatz zu den Spaziergängen oder Radtouren, zu denen meine Eltern uns mitschleppten, war *Mensch ärgere Dich nicht* für mich eine sinnvolle Beschäftigung, denn dabei gab es ein konkretes Ziel, es gab feste Regeln und es gab einen klar definierten Schluss – den man aber auch zum Anlass für eine Revanche nehmen konnte. Wenn es nach mir gegangen wäre, hätten wir ewig weiterspielen können, deshalb versuchte ich den Moment, in dem Großvater zu seinem Schaukelstuhl und seinen Büchern zurückkehrte, immer möglichst lange hinauszuzögern. Doch irgendwann kam dieser Moment immer. Dann verzog ich mich ins Esszimmer und legte mich auf den unheimlich weichen Teppich unter dem Tisch. Ich habe den Stoff gestreichelt und das flauschige Material zwischen den Fingern gespürt. Dabei fühlte ich mich so geborgen, dass ich oft eingeschlafen bin. Ich hätte einfach für immer dort liegen bleiben sollen. Vielleicht wären die schrecklichen Dinge, die bald passieren sollten, dann nicht geschehen.

2
Trauer:
Jugend trifft Tod

Trauer ist eine der intensivsten Emotionen. Sie ist sehr mächtig. Man sollte sie nicht mit Traurigsein verwechseln. Während Trauer den Zustand des Festhaltens bezeichnet, kommt das Traurigsein erst, wenn man losgelassen hat. Oft wird Traurigsein als Schwäche interpretiert, aber das ist Quatsch. Es ist lediglich ein Zeichen dafür, dass man etwas »abgetrauert« hat. Tut man das nicht, blockiert die Trauer einen irgendwann innerlich. Was das bedeutet, beginne ich erst seit einigen Monaten zu begreifen. Es gibt eine Emotionsübung, die »Trauer ziehen« heißt. Dabei stehen sich zwei Menschen mit verschränkten Händen gegenüber und lassen unter Anleitung eines Trainers die Energie der Trauer wirken. Sie bewirkt, dass beide Beteiligten beginnen, den anderen zu sich heranzuziehen. Als ich diese Übung zum ersten Mal gemacht habe, hat es mich fast zerrissen. Ich fühlte mich wie ein Riesenuhrwerk, bei dem nach Jahren des Stillstands ein Rädchen an die richtige Stelle gesetzt wird. Eine gigantische Apparatur aus Tausenden vergessenen Zahnrädern schien sich in Bewegung zu setzen. Ein irre starkes Gefühl. Wahrscheinlich war die Intensität bezeichnend für die Trauerblockaden, die ich im Laufe meiner Jugend aufgetürmt hatte. Nicht umsonst war ich jahrelang davon fasziniert, dass Menschen weinen können. Ich konnte das nie. Dabei hätte ich allen Grund dazu gehabt.

Trauer:
Jugend trifft Tod

Ein Anruf im September

Es war einer der seltenen ausgelassenen Momente bei uns zu Hause, als am Nachmittag des 8. September 2000 das Telefon klingelte. Ich weiß noch, dass es ein Freitag war. Markus war zu Besuch, ein Bekannter meiner Mutter. Er war Busfahrer an ihrer Schule und seit dem Auszug meines Vaters häufig bei uns zu Gast. Im Nachhinein nehme ich an, dass er ein Auge auf meine Mutter geworfen hatte, aber ich glaube, zwischen den beiden lief nie etwas. Trotzdem spielte er sich zwischendurch als Ersatzvater auf und versuchte Mirjam und mir die Welt zu erklären. Deshalb mochte ich ihn nicht besonders. Aber an diesem Nachmittag war es lustig mit ihm. Wir spielten *Halli Galli*. Ich mochte das Spiel, weil es logisch nachvollziehbare Regeln hatte, es gab ein klar definiertes Ende, und es dauerte nicht zu lange. Außerdem war es eine gute Ablenkung vom Alltag. Der Auszug meines Vaters hatte die Situation bei uns zu Hause nicht wirklich entspannt. Vielmehr hatte ich den Eindruck, dass sich das familiäre Kräfteverhältnis immer mehr zu meinen Ungunsten verschob. Zwar war mein Vater zuvor selten präsent gewesen, trotzdem hatte er in Situationen, in denen ich Streit mit meiner Mutter oder Mirjam gehabt hatte, manchmal zum Ausgleich beigetragen. Dieses Korrektiv fiel nun weg. Jetzt gab es nur noch meine Mutter und meine Schwester, die immer einer Meinung zu sein schienen und sich gegenseitig in Schutz nahmen. Und es gab mich – der meist anderer Meinung war. So endete jede noch so lächerliche Diskussion mit einem zwei zu eins gegen mich. Ich fühlte mich immer in der Minderheit.

Diese Situation trug nicht dazu bei, dass sich meine Zweifel in Bezug auf die Einschätzung anderer Menschen verringerten. Im Gegenteil, sie nahmen zu. Als ich zum Beispiel Mareike, ein Mädchen aus meiner Klasse, das ich nett fand, ohne je mit ihm geredet zu haben, zu meinem Kindergeburtstag einladen wollte, traute ich mich nicht, sie anzusprechen. Davon erzählte ich Markus. Er meinte, ich solle Mareike einen Brief schreiben. Den könne ich ihr geben, ohne dabei reden zu müssen. Ich habe einen solchen Brief tatsächlich geschrieben, allerdings reichte mein Mut nicht aus für eine persönliche Übergabe. Stattdessen steckte ich den Umschlag einfach in eine Hecke vor dem Haus, in dem Mareike mit ihren Eltern wohnte, in der Hoffnung, sie würde ihn finden. Dass das nicht ganz das war, was Markus im Sinn hatte, muss mir schon damals klar gewesen sein, denn ich erzählte ihm, ich hätte die Einladung persönlich überbracht. So viel zum Vorurteil, Autisten könnten nicht lügen. Überzeugend gelogen hatte ich allerdings wohl nicht. Es kam schnell heraus, dass ich Mareike den Brief nicht gegeben hatte. In der Hecke gefunden hat sie ihn offenbar auch nicht. Bei meiner Geburtstagsfeier war sie jedenfalls nicht.

Ob ich das bedauerte, weiß ich nicht mehr. Eigentlich waren Kindergeburtstage – egal, ob meine eigenen oder die von Mitschülern – sowieso nicht mein Ding. Meist stand ich am Rand und sah den anderen beim Spielen zu. Für mich war das in Ordnung, aber für die Erwachsenen nicht. Die versuchten immer, mich zum Mitmachen zu animieren. Dass mir das Gedrängel und Geschrei zu viel war und mir der direkte Kontakt mit Einzelpersonen deutlich besser gefiel als die Selbstbehauptung in der Menge, schien keiner zu verstehen. Außer meinem Grundschulklassenlehrer Herrn Busch vielleicht. Er war wie eine männliche Version von Frau Winter – ruhig, verständnisvoll, ohne pädagogischen Übereifer. Vor allem aber schien er zu begreifen, wie ich ticke. Als wir in der dritten Klasse auf Klassenfahrt im Sachsenwald waren, schickte er mich zu Julian, einem Mitschüler, der sich in einem Baumhaus verschanzt hatte und sich weigerte, wieder runterzukommen. Herr Busch bat mich, mit dem Jungen zu reden. Ich kletterte hoch in das

Baumhaus, setzte mich neben Julian und fragte, warum er hier oben saß. Viel mehr tat ich, glaube ich, gar nicht. Wir sprachen nicht viel, aber trotzdem beruhigte sich Julian bald und gab zu, dass er Heimweh hatte. Als wir später gemeinsam vom Baumhaus herunterstiegen, ging es ihm besser. Er hatte sich entspannt. Vielleicht spürte er, dass ich ihn nicht belächelte wegen seines Heimwehs. Dass ich seine Stimmung akzeptierte, anstatt sie zwanghaft ändern zu wollen. Dass ich ihn verstand, weil mir seine Überforderung selbst vertraut war.

Den Rest der Klassenfahrt überstand er ohne weitere Heimweh-Attacken. In einer »Anerkennungsurkunde«, die ich am Ende der Klassenfahrt bekam, wurde mir von Herrn Busch bescheinigt, ich sei »während der gesamten Zeit rücksichtsvoll, kameradschaftlich und hilfsbereit« gewesen. Dadurch sei die Klassenfahrt »zum besonders großen Erfolg« geworden. Ich bilde mir darauf allerdings nicht viel ein. Ich glaube sogar, diese Urkunde bekamen alle Kinder aus unserer Klasse. Wahrscheinlich gehörte sie zum Prinzip unseres Lehrers, die Schüler zu ermutigen und zu loben, anstatt sie zu tadeln. Ein gutes Prinzip, wie ich finde.

Meine Schwester hat einmal gesagt, dass sie nicht versteht, warum ich mit »verkorksten Leuten« sensibel umgehe, mit ihr und meiner Mutter aber nicht. In gewisser Weise hat sie mit dieser Aussage den Unterschied zwischen uns auf den Punkt gebracht. Dass sie von »verkorksten Leuten« spricht, ist für mich ein Ausdruck ihrer eigenen Unsensibilität. Sie ist unfähig, Menschen so sein zu lassen, wie sie sind. Solange sich Leute so verhalten, kleiden und artikulieren wie sie selbst, ist alles in Ordnung, aber sobald sie davon abweichen, sind sie »verkorkst«. Ich weiß inzwischen, dass die Abgrenzung, die ein solches Schubladendenken mit sich bringt, Zusammengehörigkeitsgefühle fördert. Begreifen tue ich es trotzdem nicht. Mir war immer egal, zu welcher Clique jemand gehörte, welche Klamotten er trug, welche Hautfarbe er hatte oder welche

Musikrichtung er toll fand. Wenn ich mich mit jemandem verstand, verstand ich mich mit ihm. Wenn nicht, mied ich den Kontakt, suchte aber keinen Konflikt. Das hatte zur Folge, dass ich mich eigentlich mit allen verstand, die sich nicht bewusst von mir abgrenzen wollten, aber auch dazu, dass ich nie irgendwo dazugehörte. In einer Welt, die sich über Abgrenzung definiert, ist man automatisch ein Außenseiter, wenn man Grenzen ignoriert. Dass das auch ein Vorteil sein kann, weil man weniger korrumpierbar, manipulierbar und voreingenommen ist, war mir damals noch nicht klar. Ich könnte mir vorstellen, dass Herr Busch dieses Potenzial erkannte. Vielleicht hätte er mir helfen können, das, was ich damals als Defizit empfand, als Stärke zu begreifen, doch dazu kam es nicht mehr. Am Ende der dritten Klasse wurde er erst lange krank und verließ unsere Schule schließlich ganz, ich habe ihn nie wiedergesehen.

Während Markus, Mirjam und ich weiter *Halli Galli* zockten, lief meine Mutter in den Flur und nahm den Anruf entgegen, was wir nicht weiter beachteten, denn das Klingeln des Telefons war viel unbedeutender als die Früchte auf unseren *Halli Galli*-Karten. Wenn es nach mir gegangen wäre, hätten wir es einfach klingeln lassen. Immerhin genossen wir gerade einen der raren Momente der Ausgelassenheit in diesem Haus. Aber das war nicht der Stil meiner pflichtbewussten Mutter, der fast alles wichtiger war als Spaß. Es konnte ja »was Wichtiges« sein. Ihre Schule, die Sauberkeit des Hauses, unsere Noten, Geld, Sicherheit ... ob sie nach diesem Anruf zumindest einmal darüber nachgedacht hat, ob diese Banalitäten tatsächlich so wichtig sind? Ob sie blass war, als sie zurück ins Wohnzimmer kam? Ob sie stammelte, schwankte oder um Fassung rang? Ich weiß es nicht mehr. Ich weiß nur, dass die ausgelassene Stimmung schlagartig von zwei Sätzen beendet wurde: »Großmutter und Großvater hatten einen Unfall. Wir müssen sofort ins Krankenhaus.«

Der unvollendete Abschied

Meine Großeltern hatten an diesem Tag am Wandsbeker Marktplatz einen Mantel kaufen wollen. Weil sie gerne spazieren gingen, parkten sie das Auto ein Stück weit vom Laden entfernt, um das letzte Stück des Weges zu Fuß zurückzulegen. An der Kreuzung Wandsbeker Allee/Kattunbleiche gab es eine Baustelle, die die beiden dazu zwang, ein Stück hintereinander zu laufen. Meine Großmutter ging vorweg. Da krachte es. Sie wurde später im Hamburger Abendblatt mit den Worten zitiert: »Ich drehte mich um und sah meinen Mann nicht mehr. In dem Moment wurde auch ich von den Beinen gerissen.«

Das Krachen wurde von einem Mercedes verursacht, der durch die Absperrung der Baustelle auf den Fußweg raste und die beiden erfasste. Mein Großvater wurde durch den Aufprall über das Auto geschleudert, meine Großmutter zur Seite katapultiert. Danach wollte der Fahrer des Wagens Fahrerflucht begehen. Er fuhr noch etwa 100 Meter weiter und prallte schließlich gegen einen Poller. Später kam heraus, dass er Anwalt für Verkehrsdelikte war und 2,1 Promille Alkohol im Blut hatte.

All das wussten wir noch nicht, als wir am Abend jenes 8. September im Universitätsklinikum Eppendorf ankamen, wo mein Großvater einer sofortigen Notoperation unterzogen wurde. Auch meine Großmutter war im Krankenhaus. Sie hatte einen Kreuzbeinbruch, Platzwunden und eine schwere Gehirnerschütterung, war aber außer Lebensgefahr. Mein Großvater hingegen hatte so schwere Gehirnverletzungen davongetragen, dass sein Zustand kritisch war. Zehn Stunden harrten wir vor der Intensivstation aus, verbrachten die ganze Nacht dort. Ich erinnere mich nicht an vieles aus dieser Zeit des bangen Wartens. Ich weiß nur, dass alle da waren: meine Tante, mein Onkel, meine Cousins und Cousinen. Es hing eine lähmende Unsicherheit in der Luft, eine Angst, die mit jeder verstreichenden Minute durch den Gedanken, dass das Warten vergeblich sein könnte, größer wurde. Dann irgendwann der Hoffnungsschimmer. Es hieß, wir dürften endlich zu meinem Großvater. Meine Mutter und ihre Schwester wurden als Erste in sein Zimmer vorgelassen. Währenddessen legten Mirjam und ich Schutzkittel, Hauben und Mundschutz an. Ob mir zu diesem Zeitpunkt die Endgültigkeit der Situation bereits bewusst war? Ob ich ahnte, dass dies kein Krankenbesuch, sondern ein Abschied sein würde? Wenn nicht, wurde es mir spätestens klar, als kurz darauf – wir standen inzwischen in voller Kittel-Hauben-Montur auf dem Gang – eine Ärztin kam, um uns mitzuteilen, dass wir leider doch nicht ins Zimmer dürften. Als ich protestierte, hieß es: »Ihr sollt euren Großvater so in Erinnerung behalten, wie ihr ihn geliebt habt.«

Dieser Satz macht mich immer noch wütend. Ich habe ihn nie akzeptiert. Warum hätte der Anblick eines schwer verletzten Menschen meine guten Erinnerungen an ihn beeinträchtigen sollen? Wie hätte ein schockierender Anblick je meine Wertschätzung dieser mir so wichtigen Person mindern können? Und vor allem: Warum wurde einem »unbeschädigten« Idealbild mehr Bedeutung beigemessen als meinem Bedürfnis, mich von meinem geliebten Großvater zu verabschieden? Mit meinen zehn Jahren stellte ich solche Fragen nicht. Ich fügte mich. Vielleicht war das der größte Fehler meines Lebens.

Rückblickend denke ich, dass in diesem Moment etwas in mir zerbrach. Ein paar Meter von mir entfernt lag der Mann im Sterben, der mir auf diesem Planeten am meisten bedeutete, und ich wurde nicht zu ihm gelassen, um mich von ihm zu verabschieden. Stattdessen wurde ich im Morgengrauen nach Hause gefahren, wo wir eine Nacht später bei einem erneuten Anruf die Botschaft erhielten, von der alle wussten, dass sie früher oder später kommen würde: Großvater war tot. Ich schrieb einen letzten Brief an ihn, in dem es hieß: »Wir haben bis zum Morgen vor der Intensivstation auf dich gewartet. In der nächsten Nacht haben wir erfahren, dass du gestorben bist. Wir haben dich lieb Großvater!« Diesen Brief habe ich bei der Trauerfeier vorgelesen. Meine Mutter sagt, ich hätte dabei den Sarg gestreichelt. Ich kann mich an so was nicht erinnern, ich weiß nur noch, dass da ein Sarg war. Ein verschlossener Sarg. Genauso verschlossen wie mein emotionaler Zugang zu alledem, was wir dort taten. Die Situation war völlig surreal. Wir saßen auf Holzbänken in der Martinskirche, in der mein Großvater früher Pastor gewesen war, bei einem Ritual, das einen Abschied ersetzen sollte, der mir zuvor verwehrt worden war. Viele Leute schluchzten. Mir hingegen half diese Zelebrierung nicht dabei, meine Trauer rauszulassen oder einen Abschluss zu finden. Ich saß einfach nur dort und sah fasziniert zu, wie die Leute weinten. Genauso ging es mir bei der Beisetzung, die ein paar Tage später auf Amrum stattfand. Dort warf ich den besagten Brief mit ins Grab. Er war mit »Viele liebe Grüße. Dein Aaron« unterschrieben. Auch so eine Floskel, die weder dem Anlass noch dem Schmerz gerecht wurde, den ich innerlich empfand. Der mit Sicherheit größer war als bei vielen der weinenden Menschen in der Kirche. Er war auf jeden Fall größer als ich.

Fremde, raue Welt

Mit dem Tod meines Großvaters begann ein Verkapselungsprozess, währenddessen ich mich noch mehr in mich selbst zurückzog als ohnehin schon. Direkt nach der Beerdigung fing ich an, aus der Schule wegzulaufen und den Unterricht zu schwänzen. Meine Noten wurden schlecht, ich nahm zu und wurde schließlich krank. Die Weihnachtszeit im Jahr 2000 verbrachte ich in Sünteltal, einem Luftkurort in der Nähe von Hameln, wo ich drei Wochen lang gemeinsam mit acht weiteren Kindern einerseits gesundheitlich aufgepäppelt werden und andererseits abnehmen sollte. Ich glaube nicht, dass es viel gebracht hat. Aus den Briefen, die ich in dieser Zeit geschrieben habe, geht in erster Linie hervor, dass es auf der Kur einen Jungen gab, der mich immer verprügelte. Ich erinnere mich aber nicht daran.

Auch nach der Kur blieben meine Noten schlecht. Deshalb bekam ich im Gegensatz zu den wenigen Freunden, die ich auf der Grundschule in der Schimmelmannstraße hatte, keine Gymnasialempfehlung. Ab der fünften Klasse ging ich auf die Realstufe der Wichernschule in Hamburg-Horn. Für mich fühlte sich das an, als hätte man mich auf einen anderen Planeten geschossen. Meine alte Schule hatte in Gehweite von meinem Zuhause gelegen, nun musste ich mit dem Bus fahren. Die Kinder in der Schimmelmannstraße waren mir zumindest ansatzweise vertraut gewesen, jetzt kannte ich niemanden mehr. Außer Mirjam, die auch auf die Wichernschule ging. Allerdings nicht auf die Realschule, sondern aufs Gymnasium. Aber wir hatten ja, wie bereits erwähnt, nicht viel miteinander zu tun. So war der Weg nach Horn für mich jeden Tag ein Abstecher in eine fremde, raue Welt, in der gemobbt, geprügelt und gedealt wurde und aus der ich eigentlich immer nur abhauen wollte, was ich auch tat.

Bei jeder sich bietenden Gelegenheit flüchtete ich an den einzigen Ort, der mir auf dem fremden Planeten einen Hauch von Geborgenheit bot: ins Moorende, Hausnummer 4. Zu *Zauber Bartl*. Das war ein Hamburger Traditionsladen für Magier, in dem ich damals ganze Vormittage, manchmal auch Nachmittage verbrachte. Ich konnte Stunden damit zubringen, die Tricks und Utensilien in den vollgestopften Gängen zu studieren – Würfelbecher, mit deren Hilfe man Geldstücke wegzaubern konnte, gezinkte Pokerkarten, deren Wert sich durch ein geheimes Muster auf der Rückseite auch in umgedrehtem Zustand erraten ließ, Seidentücher, die die Farbe änderten, verschwindende Käfige, schwebende Tische, magische Seile ... Bei *Zauber Bartl* gab es nichts, was es nicht gab.

Immer wieder ließ ich mir vom Verkäufer Tricks erklären und probierte sie danach selber aus. Sobald ich sie beherrschte, interessierten sie mich nicht mehr. Ich hatte ja begriffen, wie die »Magie« funktionierte. Mehr wollte ich nicht. Das Tolle an der Zauberei war, dass da etwas passierte, was beim Zusehen mysteriös erschien, von dem man aber immer wusste, dass es eine plausible Erklärung dafür gab. Ganz anders als mit den Menschen. Menschen, die sich unlogisch verhielten, blieben auch unlogisch, wenn man sie um Aufklärung bat. Meist wurden sie dann sogar noch unlogischer, wie Melanie. Die Zaubertricks hingegen waren Illusionen, die soliden Regeln unterlagen. Damit konnte ich etwas anfangen. Wahrscheinlich ein bisschen *zu* viel.

Eines Tages, nachdem ich mal wieder den ganzen Tag in den Gängen von *Zauber Bartl* gestöbert hatte, standen auf einmal zwei Polizisten neben mir. Wahrscheinlich hatte der Verkäufer sie angerufen. Sie redeten irgendetwas von Jugendschutz und wollten wissen, ob ich kein Zuhause hätte. Natürlich hatte ich das, also sagte ich ihnen, wo ich wohnte. Dort haben sie mich dann auch hingefahren. Meine Mutter meinte später, sie seien sehr nett gewesen. Davon weiß ich nichts mehr. Ich weiß nur noch, dass *Zauber Bartl* ein paar Monate später wegen Insolvenz dichtmachte und ich jahrelang glaubte, dass das meine Schuld war.

Die Schließung des Ladens war aber vor allem deshalb schlimm für mich, weil sie mich meines Zufluchtsortes beraubte. Das führte zwangsläufig dazu, dass ich stärker dem Alltag an der Schule ausgesetzt war. Dort wurden ständig Leute gemobbt. Wegen ihrer Klamotten, wegen ihrer Frisuren, wegen ihres Verhaltens. Mich traf es natürlich auch. Dazu kam Stress mit den Lehrern. Ich hatte schon immer Probleme damit gehabt, Hierarchien und Befehle anstandslos anzuerkennen, was mir jetzt regelmäßig zum Verhängnis wurde, weil ich Dinge nicht so machte, wie die Lehrer es sich wünschten, sondern wie ich es selbst für richtig hielt.

Ein Beispiel dafür war der Matheunterricht. Da war ich verhältnismäßig gut, deshalb schenkte mir mein Lehrer einmal sogar ein Heft mit Denksportaufgaben, weil er merkte, dass mir logisches Denken lag. Mit diesem Heft setzte ich mich ziemlich intensiv auseinander, was dazu führte, dass ich Textaufgaben sehr bald sehr schnell im Kopf lösen konnte. Bei Klassenarbeiten brachte mir das aber überhaupt nichts, denn da ging es weniger um Ergebnisse als darum, die Lösungswege zu skizzieren. Damit kam ich wiederum überhaupt nicht klar. Warum sollte ich ein schnelles Prozedere, das ich problemlos im Kopf bewerkstelligen konnte, künstlich in die Länge ziehen, indem ich es in ein umständliches, schriftliches Schema presste? Mir leuchtete das einfach nicht ein. Abgesehen davon, dass ich die schriftlichen Schemata handwerklich nicht hinbekam. So stimmten in meinen Mathearbeiten zwar meist die Ergebnisse, aber die volle Punktzahl bekam ich trotzdem nicht, weil die Lösungswege nicht korrekt aufgezeichnet waren.

Ähnlich ging es mir im Schreibmaschinenkurs: Dort lernten wir, Tastaturen mit allen zehn Fingern zu bedienen. Auch darin war ich gar nicht schlecht, allerdings leitete diesen Kurs

Herr Auer. Herr Auer war ein Arschloch. Ich weiß gar nicht mehr so genau, warum, aber es war so. Einmal bekamen wir von ihm die Aufgabe, ohne großes Nachdenken die Gedanken aufzuschreiben, die uns gerade durch den Kopf gingen. Mit zehn Fingern versteht sich. Danach wurden die Blätter eingesammelt und auf Fehler kontrolliert. Ich hatte keine Fehler und auch die Aufgabe nicht falsch verstanden. Eine gute Note bekam ich trotzdem nicht dafür, dass ich eine komplette Seite mit der ständigen Wiederholung eines einzigen Satzes gefüllt hatte: »Herr Auer ist ein Arschloch. Herr Auer ist ein Arschloch. Herr Auer ist ein Arschloch ...«

Es gab aber auch Lehrer, die ich mochte. Unsere Deutschlehrerin, Frau Wienerberger, mochte ich sogar so sehr, dass ich ihretwegen in den Theaterkurs eintrat, den sie leitete. In diesem Kurs erarbeitete die Gruppe selbst ein abstraktes Stück, von dem ich mich nur noch daran erinnern kann, dass die Mitwirkenden nacheinander auf die Bühne traten und einzelne Sätze deklamierten, die ihre Rollen definierten. Eine meiner Zeilen lautete: »Ich bin ein Christ.« Ob es mit der fragwürdigen Aussage dieses Textes zu tun hatte, dass ich mich beim großen Auftritt im Thalia Theater nicht ins Rampenlicht traute? Egal. Es war jedenfalls so. Kurz vor dem Auftritt bekam ich Panik und weigerte mich, auf die Bühne zu gehen. Das Stück musste ohne den Satz »Ich bin ein Christ« auskommen. Vielleicht sagte ihn auch einfach jemand anders. Ich blieb jedenfalls backstage und machte Frau Wienerberger damit, glaube ich, nicht besonders glücklich.

All das sind Vorfälle, die ich mir im Nachhinein mit autistischem Verhalten erklären kann. Sie knüpfen nahtlos an meine Schwierigkeiten bei sozialen Kontakten und die Verständnisprobleme mit meinen Mitmenschen an. Das war aber nur eine Art, in der sich der Autismus in jenen Jahren auswirkte. Die andere war der (Nicht-)Umgang mit der Trauer über den Tod meines Großvaters. Es gibt eine kleine Mappe aus dem Herbst

2001, die den Titel »Spurensuche von Aaron« trägt und die mein Seelenleben in dieser Zeit gut widerspiegelt. Neben diversen Zeichnungen von gehörnten Dämonen mit scharfen Zähnen, Klauen und mehreren Köpfen enthält das Heft ein Aufgabenblatt, auf dem ich die Satzanfänge »Heute bin ich …« und »In 60 Jahren werde ich …« vervollständigen sollte. Ich habe jeweils als Erstes »tot« beziehungsweise »tot sein« eingetragen. Vermutlich waren es die Lehrer, die mich dazu aufgefordert hatten, die Worte durchzustreichen, sodass die Aussagen am Ende lauteten: »Heute bin ich traurig und glücklich. Glücklich, weil mein Vater und meine Mutter *heute* noch leben.« Und: »In 60 Jahren werde ich traurig sein, weil mein Vater und meine Mutter dann nicht mehr leben werden.«

Ich denke, diese Einträge sind bezeichnend für die übermächtige Präsenz des Todes und die Dominanz der Trauer in meiner damaligen Gedankenwelt. Gleichzeitig war diese Mappe eine der wenigen Gelegenheiten, in denen ich diese Gedanken zumindest indirekt artikulierte. Mit meiner Familie sprach ich nie über die Trauer nach Großvaters Tod. Ich hätte auch gar nicht gewusst, was wir darüber hätten reden sollen. Die Trauer war halt da – genauso wie Großvater weg war. Er war gegangen, ohne dass wir darauf vorbereitet gewesen wären. Getötet von einem besoffenen Verkehrsanwalt, der neun Monate nach dem Unfall zu einer anderthalbjährigen Bewährungsstrafe, einer Schmerzensgeldzahlung von 5000 D-Mark und zwei Jahren Führerscheinentzug verurteilt wurde. Im Gericht soll er gesagt haben: »Es war der schwärzeste Tag in meinem Leben. Ich wünschte, ich könnte ihn ungeschehen machen. Doch ich weiß, dass das nicht geht.« Auch das stimmt. Es ging nicht. Und wir alle lebten mit den Folgen.

Weil mein Großvater in seiner ehemaligen Gemeinde so beliebt gewesen war, wurde zwei Jahre nach seinem Tod in der Nähe der Martinskirche ein Weg nach ihm benannt. Zu diesem Anlass gab es einen Gottesdienst. Ich bestand darauf, dort eine Ansprache halten zu dürfen, wurde sogar als Redner im Programm eingetragen. Die Zeremonie fand an einem kalten, aber klaren Freitagmorgen im September statt. Sonnenstrahlen fielen durch die farbigen Kirchenfenster mit dem Jesus-Mosaik, sodass der Kachelboden vor dem Altar wie ein bunt getupfter Teppich aussah. Es waren knapp 300 Menschen anwesend. Trotzdem war es ganz still, als ich ans Rednerpult trat.

Damit ich nichts vergaß, hatte ich mir aufgeschrieben, was ich sagen wollte. Es waren Worte, die ich meinem Großvater vor seinem Tod gerne persönlich gesagt hätte. Dieser Moment war kein wirklicher Ersatz dafür, aber wenn Großvater mich noch irgendwo hören konnte, dann vielleicht hier, in seiner geliebten Martinskirche. Also sprach ich mit ihm: »Besonders wichtig war für mich, dass du immer für mich da warst. Du hast mir immer freundlich und geduldig zugehört, und ich konnte mit dir über alles sprechen. Du hast dich mit mir gefreut, wenn ich fröhlich war. Und wenn ich traurig war, hast du mich getröstet und mir Mut gemacht. Du hattest immer eine Idee, wie es weitergehen soll. Das hast du für uns alle getan, weil du uns alle gleich lieb hattest. Danke, Großvater!«

Nachdem ich meinen Text fertig vorgelesen hatte, geschah etwas Seltsames: Ich redete weiter. Das war nicht so geplant gewesen, es passierte einfach. Vielleicht lag es daran, dass ich spürte, dass mir die Menschen hier ausnahmsweise einmal wirklich zuhörten. So sprach ich, nachdem ich mit Großvater gesprochen hatte, mit der Gemeinde. Frei, ohne irgendwo abzulesen, und das mehrere Minuten lang. Die Rede endete mit den Worten: »Wenn ihr noch einen Großvater habt, geht gut mit ihm um. Ich habe jetzt keinen mehr. Ich hätte gern noch ein paar Jahre mehr mit ihm verbracht.«

Gerne würde ich behaupten, dass mit dieser Ansprache, die in ihrer Wahrhaftigkeit durchaus etwas Befreiendes hatte, meine Trauerblockade gelöst worden wäre, aber das war nicht so.

Es folgten Blackouts. Anfangs kamen sie an sternenklaren Winterabenden, an denen ich mich auf Parkbänke legte, zum Himmel hinaufblickte und mit Großvater sprach. Sie gingen mit Herzrasen und völliger Apathie einher. Einmal wurde dabei sogar ein Krankenwagen gerufen. Obwohl ich während dieser Vorfälle nicht ansprechbar war und nicht reagierte, erinnerte ich mich danach immer an alles. Zunächst bestand der Verdacht auf Epilepsie, später wurden psychogene Anfälle diagnostiziert. Das sind Anfälle, die Epilepsie ähneln, aber nicht durch neuronale, sondern durch psychische Prozesse ausgelöst werden. Man nennt sie auch dissoziative Anfälle. In meinem Entlassungsbericht von der Klinik für Neurologie und Epileptologie hieß es: »Empfohlenes Procedere: Bezüglich der dissoziativen Episoden empfehlen wir eine verhaltenstherapeutisch orientierte ambulante Psychotherapie.«

Damit stand etwas im Raum, das mein Leben in den folgenden Jahren zur Hölle machen und mich immer weiter von mir selbst wegtreiben sollte: Psychotherapie.

Odyssee ins Schweigen

In der fünften Klasse fing ich damit an, mich zu ritzen. An den Armen und den Beinen. Mit Scheren und Cutter-Messern. Das war kein bewusster Prozess, und soweit ich es rückblickend beurteilen kann, diente es auch keinem bestimmten Ziel. Ich glaube nicht, dass ich mich damals umbringen wollte. Hätte ich das gewollt, hätte ich tiefer geschnitten. Es ging wohl eher darum, mich selbst zu spüren, denn dieser Aspekt blieb im Zuge der Verkapselung ja zunehmend auf der Strecke.

Als die Lehrer die Narben an meinen Armen und Beinen bemerkten, meldete sich der schulpsychologische Dienst bei meiner Mutter, um zu fragen, ob es bei uns zu Hause Probleme gab. Natürlich gab es welche, es hatte immer welche gegeben. In unserer Familie schien es stets einfacher zu sein, zu streiten, als zusammen etwas Schönes zu machen, aber das wurde gerne verdrängt und selten reflektiert. Stattdessen wurden Gründe und Lösungsansätze für internen Stress meist in der Außenwelt gesucht. So auch diesmal. Die erste Maßnahme nach dem Gespräch mit dem Schulpsychologen war ein Termin bei einer Erziehungsberatungsstelle, an den ich mich nicht mehr erinnere. Ich weiß nur noch, dass meine Mutter und ich danach von einer Praxis zur nächsten fuhren, um einen geeigneten Therapeuten für mich zu finden. Immer ohne Erfolg. Denn das Hauptproblem – ich – war überhaupt nicht bereit für eine Therapie. Wenn ich im Gespräch mit meiner Familie schon nicht wusste, was ich zur Trauer über den Tod meines Großvaters hätte sagen sollen, so hätte ich es bei irgendwelchen Fremden, die sich als Seelenhellseher aufspielten, erst recht nicht gewusst. Damit war eine erfolgreiche Kommunikation zwischen einem Therapeuten und mir von vornherein ausgeschlossen. Doch meine Mutter blieb hartnäckig. In unserer Praxen-Odyssee gab es damals tatsächlich einen Arzt, der mir »autistisches

Verhalten« attestierte, was er allerdings nur tat, um zu signalisieren, dass ihm mein Fall zu heikel war. Er war nicht bereit, mit mir zu »arbeiten«, deshalb fiel die Bemerkung unter den Tisch. Und wir eilten zur nächsten Praxis, ohne den Verdacht zu vertiefen.

Letztendlich landete ich bei Doktor Schwerdtfeger am Bornkampsweg, ganz am anderen Ende Hamburgs auf dem noch weiter entfernten Stadtteilplaneten Bahrenfeld. Dort fuhr ich fortan dreimal in der Woche nach der Schule mit dem Bus hin, um mir das Ritzen abgewöhnen zu lassen. Beziehungsweise dessen Ursachen zu ergründen, obwohl es meiner Meinung nach dafür eigentlich überhaupt keinen Anlass gab. Nach dem Theater mit der Praxen-Odyssee hatte ich sowieso mit dem Ritzen aufgehört. Es war absurd.

Doktor Schwerdtfeger praktizierte in einem unscheinbaren Backsteinbau. Zur Straße hin beherbergte das Gebäude ein Elektrogeschäft, auf der Rückseite lag die Praxis. Man ging durch eine Toreinfahrt, durch ein kleines Gartentor, eine halbe Treppe hoch und klingelte. Ein Wartezimmer gab es genauso wenig wie eine Sprechstundenhilfe, man kam direkt in den Therapieraum. Darin gab es nur zwei Stühle, einen Tisch, vollgestopfte Bücherregale, ein großes Fenster, den Therapeuten und mich. Ich saß immer mit dem Rücken zum Fenster, während Doktor Schwerdtfeger von der anderen Seite des Tisches aus versuchte, mich zum Reden zu bringen. Die Dreiviertelstunde begann immer gleich mit der Frage: »Und Aaron, wie geht es dir heute?«

Was sollte ich dazu sagen? Es ging mir schlecht. Aber nicht, weil es mir grundsätzlich schlecht ging, sondern weil ich genervt war, dass ich dort sein musste. Dass das keine Antwort war, die Doktor Schwerdtfeger hören wollte, wusste ich auch, ohne es auszusprechen. Also ließ ich es bleiben und schwieg so lange, bis irgendwann auch der Therapeut schwieg. Wir schwiegen uns an.

Ich bin durchaus der Meinung, dass es eine Qualität ist, mit anderen Menschen schweigen zu können. Viele können das nicht. Aus Verlegenheit plappern sie jedes Aufkommen von Stille nieder und machen dabei genau das, wozu ich nicht in der Lage bin: Small Talk. Mir ist und bleibt es ein Rätsel, wie Menschen stundenlang übers Wetter, übers Essen oder sonstige Belanglosigkeiten sprechen können. Was gibt es denn darüber zu reden? Entweder die Mahlzeit schmeckt, oder sie schmeckt nicht. Dann esse ich sie oder eben nicht. Entweder es regnet, oder die Sonne scheint. Daran mache ich fest, ob ich einen Schirm mitnehme oder nicht. Ende der Diskussion. Ich sehe keinen Sinn darin, darüber zu philosophieren, wie man *theoretisch* anders hätte kochen *können* oder wie das Wetter *möglicherweise* in zwei Stunden aussehen wird. Ich habe doch sowieso keinen Einfluss darauf. Dann rede ich lieber über Gemeinsamkeiten, die mich mit einer Person verbinden, oder über Projekte, die man gemeinsam verwirklichen will. Doktor Schwerdtfeger und ich hatten weder Gemeinsamkeiten noch ein Projekt. Es gab zwischen uns nichts zu reden. Mit ihm zu schweigen war aber auch nicht schön, weil ich keine Beziehung zu ihm hatte. Es war schrecklich.

Weil ich die Situation so grauenhaft fand, wurde ich ausnahmsweise für meine Verhältnisse ziemlich emotional. Ich flehte meine Mutter an, mit der Therapie aufhören zu dürfen, und weinte sogar dabei. Das führte zu einem Gespräch mit meiner Mutter, meinem Vater, Doktor Schwerdtfeger und mir. Auch dort bettelte ich alle Beteiligten an, mich doch bitte in Ruhe zu lassen, aber es brachte nichts. Die Antwort lautete: »Darüber entscheiden wir.« Und die Entscheidung lautete: Ich musste weiter zur Therapie gehen. Meine Mutter nahm wohl an, dass ich Zeit brauchte und sich mein Widerwillen irgendwann von selbst legen würde. Vielleicht wollte sie auch nur – wie immer – das Problem auslagern, um ihr eigenes Gewissen zu erleichtern.

Keine dieser beiden Rechnungen ging auf. Weil ich hartnäckig schwieg, kam Doktor Schwerdtfeger irgendwann auf die Idee, mich Bücher aus seinem Regal aussuchen zu lassen, aus denen er mir dann vorlas. Doch die Märchen, die genauso wenig hierhergehörten wie ich, täuschten nicht darüber hinweg, dass seine Bemühungen vergeblich waren. Am Ende sahen die Sitzungen so aus: Ich kam in die Praxis, setzte mich auf meinen Stuhl, legte den Kopf auf den Tisch, schlief eine Dreiviertelstunde lang und ging wieder nach Hause. So ging das fast drei Jahre lang dreimal die Woche. In der Schule wurde ich derweil zunehmend als »Psycho« gehänselt, weil ich ständig zur Therapie musste. Die Verbindungslinien zwischen mir und einer »normalen« Jugend wurden immer dünner. Da war es kein Wunder, dass ich in schlechte Gesellschaft geriet.

Auf Messers Schneide

Mit 13 fing ich an zu rauchen, warum weiß ich nicht mehr genau. In gewisser Weise war es sicher ein Akt der Rebellion. Andererseits konnte meine Mutter es mir schlecht verbieten, sie rauchte schließlich selbst. Das Argument, die Pafferei würde meiner Lunge schaden, prallte an mir ab. Zehn Jahre später musste ich einsehen, dass sie damit nicht unrecht hatte. Weil ich infolge der Probleme bei meiner Geburt schlecht durch die Nase Luft holen kann und hauptsächlich durch den Mund atme, griff der Qualm meine Lungen stärker an, als es bei Rauchern ohnehin der Fall ist. Irgendwann war ich ständig am Husten und litt unter Atemnot. Erst stieg ich auf E-Zigaretten um, dann hörte ich von einem Tag auf den anderen mit dem Rauchen auf. Durch den Nikotinentzug ging es mir dann erst mal dreckig. Mir war übel, schwindelig, ich fühlte mich schlapp, aber ich blieb standhaft. Nach zwei Wochen war das Leben auch ohne Nikotin ganz okay. Zur Kompensation kaute ich jetzt ständig Kaugummi, aber auch das legte sich nach einer Weile. Später rauchte ich höchstens noch mal E-Zigaretten ohne Nikotin, wenn ich Stress hatte.

Im Jahr 2003 gab es in Deutschland noch keine E-Zigaretten. Es gab auch kein Bundesnichtraucherschutzgesetz, deshalb wurde überall gepafft. In Bahnhöfen, in Behörden, in meiner Schule. In meinem »Freundeskreis« sowieso. Ich setze den Begriff hier in Anführungszeichen, weil die Leute, mit denen ich mich damals umgab, die Bezeichnung »Freunde« nicht verdienten. Eigentlich waren sie Arschlöcher. Nicht weil sie Drogen nahmen, kifften und in den großen Pausen Alkohol tranken, sondern weil sie unablässig blöde Sprüche über meine Klamotten, meine Frisur und meine Therapien machten. Unterbewusst war mir schon damals klar, dass ich nicht mit diesen Leuten rumhing, weil ich sie mochte, sondern weil es schlicht keine Alternative gab. Nicht mit ihnen rumzuhängen hätte bedeutet, alleine auf dem Schulhof zu stehen. Das wollte ich irgendwie auch nicht. Lieber blöde Sprüche als komplette Einsamkeit, dachte ich damals. Heute würde ich mich anders entscheiden.

Weil mir das Geglucke meiner Schwester und meiner Mutter auf die Nerven ging, hielt ich mich damals nach der Schule öfter in der neuen Wohnung meines Vaters auf, für die ich einen Schlüssel hatte. Sie lag in Jenfeld in der Nähe des Öjendorfer Sees. Mein Vater war auch hier oft abwesend, weil er arbeiten musste, so hatte ich in der Regel meine Ruhe. Das tat gut, da mir die Geborgenheit, die mir die Wohnung meiner Großeltern in der Kindheit gegeben hatte, nach Großvaters Tod fehlte. Meine Großmutter wohnte zwar nach wie vor dort, und auch die Einrichtung und der flauschige Teppich waren geblieben, trotzdem war es nicht mehr wie früher. Großvater war nicht mehr da. Es war, als wäre die Gelassenheit, die er ausgestrahlt hatte, von Großmutters Melancholie vertrieben worden. Der Verlust ihres Mannes hatte auch sie hart getroffen. In der Wohnung kam es mir vor, als könnte ich ihre Trauer mit Händen greifen, was auch mich noch trauriger machte. Deshalb ging ich seltener hin. Der Schulwechsel, der Verlust des Zauberladens und die Therapien taten ihr Übriges. Die Wohnung meines Vaters ebenfalls. Sie strahlte zwar wenig Geborgenheit aus, aber ich konnte dort immerhin abschalten. Zumindest bis zu jenem Tag …

Ich weiß nicht mehr, ob ich die Öjendorfer Adresse von mir aus in der Schule ausplauderte oder ob mich jemand dort gesehen hatte. Jedenfalls klingelte es eines Nachmittags, als ich gerade allein in der Wohnung war, an der Haustür. Als ich öffnete, stand einer meiner »Freunde« aus der Schule vor der Tür, und er war nicht allein. Er hatte einen Kumpel dabei. Dieser Kumpel hielt mir ein Messer unter die Nase.

Ob ich in diesem Moment Angst hatte? Bestimmt. Ob ich

darüber nachdachte, um Hilfe zu rufen? Vielleicht. Aber ich tat es nicht. Wie so viele Gefühle, die mich in jenen Jahren innerlich zu zerreißen drohten, erstickte ich auch den Schock über den plötzlichen Überfall mit völliger Passivität. Bis heute ist der Vorfall in meiner Erinnerung seltsam starr. Wie ein Stummfilm aus unbewegten Momentaufnahmen läuft er vor meinem inneren Auge ab. Die Spitze des Messers, die auf meinen Hals zielte. Die beiden Typen, die mich aus der Wohnung zerrten und die Treppe hinunterstießen. Das Messer, mit dessen Hilfe mich der Fremde zwang, den Keller aufzuschließen und mit dem er gleichzeitig einem Nachbarn drohte, der das Ganze aus dem Fenster beobachtete. Die Fahrräder, die die Typen aus ihren Stellplätzen rissen und auf die Straße hievten. Wie sie aufstiegen ... Für einen Moment dachte ich, sie würden einfach abhauen, und der Spuk wäre vorbei. Doch dann war wieder das Messer da. Es befahl mir, ebenfalls ein Rad zu besteigen. Mit dem Zittern des Lenkers setzt sich die Szenerie in meiner Erinnerung wieder in Bewegung. Die Reifen begannen sich zu drehen. Meine Beine strampelten. Sie gehorchten dem Befehl meiner Peiniger besser als meiner eigenen Angst. Die Straße rollte unter mir dahin wie ein Fließband. Herzschlag um Herzschlag. Meter für Meter. Und dann ... Ein Polizeiauto. Ob es ein Martinshorn gab? Ich weiß es nicht mehr. Das Blaulicht rotierte, aber der Film bleibt stumm. So stumm wie ich.

Es war natürlich der Nachbar, der die Polizei gerufen hatte.

Es gab eine Anzeige. Wenn man so will, wurde mir mein Autismus auch dabei zum Verhängnis. Während meiner Aussage bei der Polizei dachte ich jedenfalls nie darüber nach, ob ich mir mit der wahrheitsgetreuen Wiedergabe des Vorfalls selber schaden könnte oder ob es klüger gewesen wäre, bestimmte Details wegzulassen, um meinen »Freund« und dessen Kumpel zu schützen, auf dass sie mir meine Verschwiegenheit mit nachträglicher Anerkennung danken würden. Ich erzählte einfach, was passiert war. Vom Klingeln bis zum Fahrradkeller, von der Messerspitze bis zum Blaulicht. Der Kumpel – ein Dealer, der meine Mitschüler mit Drogen versorgte – bekam daraufhin eine Disziplinarstrafe, mein »Freund« eine Verwarnung. Für den Jugendrichter waren die beiden zwei Halbstarke, die eine Dummheit begangen hatten. Der disziplinierende Effekt der Verurteilung blieb aus, zumindest soweit es mich betraf. Kurz nach der Verhandlung wurde mir in der Schule über Dritte mitgeteilt, dass der Dealer mit dem Messer sich für die Anzeige bei mir »persönlich bedanken« wolle. Selbst ich war nicht autistisch genug, um diese Ansage wörtlich zu nehmen. Mir war auf der Stelle klar, was sie bedeutete: Säbel wetzen, auflauern, Fresse polieren.

Die Folge der Drohung war, dass ich mich danach endgültig nicht mehr in die Wichernschule traute und durchgehend schwänzte. Als meine Mutter davon Wind bekam, zog sie die Reißleine. Sie telefonierte mit meinem Vater, der mir einen Platz in der Schule besorgte, die er selbst leitete. So kam ich auf eine Schule in Alsterdorf, die noch weiter von meinem Zuhause entfernt lag als die Wichernschule. Dort traute sich keiner mehr, mich zu mobben, ich war schließlich der Sohn des Schulleiters. Der Arsch vom Dienst war ich allerdings trotzdem. Ich war schließlich der Sohn des Schulleiters. Ich musste wirklich sehr viel Scheiße bauen, um das unsichtbare Brandmahl des Direktorensöhnchens loszuwerden. Ich rauchte auf dem Pausenhof, ich verließ unerlaubt das Schulgelände, im Unterricht strengte ich mich kein bisschen an. Am Ende errang ich den Respekt meiner Mitschüler wahrscheinlich vor allem dadurch, dass ich meinem Mathelehrer Herrn Ludger vor versammelter Klasse ins Gesicht sagte, dass ich ihn für eine »pädagogische Null« hielt. Ich stehe bis heute dazu, weil es stimmte. Aber mein Lehrer wollte das nicht auf sich sitzen lassen. Er schleppte mich zum Schulleiter – also zu meinem Vater – und ließ in dessen Büro alle möglichen Verwünschungen auf mich niederprasseln. Die Bestätigung, die er sich erhofft hatte, blieb jedoch aus. Am Ende der Unterredung wurde nicht ich, sondern mein Lehrer zusammengefaltet, weil mein Vater von Kollegen bereits gehört hatte, dass Herr Ludger seine Schüler nicht nach Leistung bewertete, sondern nach Sympathie.

Ich fand, das passte zu meiner Theorie von der pädagogischen Null. Auch darüber hinaus ergab es Sinn, denn meine Noten in Mathe waren konstant schlecht. Der Gerechtigkeit halber muss ich allerdings zugeben, dass das nicht nur Herrn Ludgers Schuld war. Es lag auch daran, dass ich mich für Mathe nicht interessierte. Es ist ein weitverbreitetes Missverständnis, dass mit Autismus automatisch Mathe-Genies assoziiert werden. Dazu haben Filme wie »Rain Man« und »Mercury Puzzle« beigetragen.

In Wahrheit ist das Mathe-Genie nur eines von vielen Beispielen für Spezialinteressen und damit verbundene Inselbegabungen, die viele Asperger-Autisten entwickeln. Dinge, die außerhalb des Spezialinteresses liegen, werden hingegen meist vernachlässigt, weil es sinnlos erscheint, sich mit ihnen zu beschäftigen. Mathe, Chemie und Physik waren für mich solche Dinge. Hinzu kam, dass einer der Lehrer im Unterricht einmal die Bemerkung fallen ließ, wir bräuchten den Großteil dessen, was wir in der Schule lernen, im späteren Leben sowieso nie wieder. Er dachte sich wahrscheinlich nichts dabei, aber mir brach es motivationstechnisch das Genick.

Für Asperger-Autisten muss alles Sinn ergeben, was sie tun, denn sich mit sinnlosen Dingen zu beschäftigen, ist schlicht nicht logisch. Eine unnötige Anstrengung also. Warum sollte ich mich mit Algebra, Kosmologie und Atomlehre herumplagen, wenn ich sie im späteren Leben sowieso nie wieder brauchen würde? Wenn ich diese Frage in der Schule gegenüber meinen Lehrern formulierte, kam häufig die Antwort: »Weil du zum jetzigen Zeitpunkt noch gar nicht wissen kannst, ob du diese Dinge im späteren Leben noch mal brauchen wirst.«

Das stimmte nicht. Natürlich wusste ich das. Wenn ich mich für etwas nicht interessiere, ist für mich ausgeschlossen, dass ich mich wann auch immer in meinem Leben näher damit auseinandersetzen werde. Ich könnte auch niemals einen Beruf ausüben, der mir sinnlos erscheint, nur um Geld damit zu verdienen. Ich würde das nicht aushalten und innerlich blockieren. Ich finde es auch völlig ineffizient. Ich kann doch viel besser zum Erfolg einer Sache beitragen, wenn ich ein wirkliches Interesse daran habe. Umgekehrt gibt es genug Leute, die sich für Mathe und Chemie interessieren und deren Förderung sich daher viel mehr lohnt als Energie in eine mathematische Niete wie mich zu investieren. Die mangelnde Suche nach Talenten bei Jugendlichen und das daraus resultierende Fehlen von individueller Förderung hat mich in der Schule immer gestört. Klar, es gab auch ein paar Fächer, in denen ich gut war. Ich schrieb gute Aufsätze, war gut in Informatik, konnte PowerPoint-Präsentationen ausarbeiten und mich an Diskussionen im Philosophiekurs beteiligen. Letztendlich strengte ich mich nach der »Das braucht ihr im späteren Leben sowieso nie wieder«-Aussage aber auch in diesen Bereichen nur noch minimal an. Trotzdem rettete das meinen Realschulabschluss. Nicht aber meinen Notendurchschnitt, der schließlich bei 3,1 lag. Das war 0,1 Prozentpunkt zu schlecht, um aufs Aufbaugymnasium zu gehen. Und mindestens 0,2 Prozentpunkte zu schlecht, um überhaupt irgendwas Vernünftiges im Berufsleben anstellen zu können. So erschien es mir jedenfalls lange. Sehr lange. Fast ein halbes Leben.

Nachklang

In jenen Jahren, in denen ich zwischen Therapie und Schule, Trauer und Zweifel, Selbstbehauptung und Sinnsuche hin und her schwankte wie ein Schiff ohne Kapitän, gab es zwei Größen, bei denen ich immer wieder Halt fand: Mats Nowak und das Klavier. Das Klavier stand in unserem Wohnzimmer. Mats Nowak besuchte uns einmal die Woche, um meiner Schwester und mir beizubringen, wie man darauf spielte. Am Anfang unterrichtete er nur Mirjam, aber als ich neun war, fing auch ich an, Stunden bei ihm zu nehmen. Sieben Jahre lang, bis ich mit der Schule fertig war. Danach hatte ich keine Zeit mehr fürs Musizieren. Oder keine Lust? Wahrscheinlich lag es daran, dass Mats Nowak in dieser Zeit nach Innsbruck zog. Mit ihm verabschiedete sich die Liebe fürs Klavierspiel aus meinem Leben, da die Liebe zum Instrument stets mit der Freude auf seinen Besuch verbunden gewesen war. Jetzt, wo Mats nicht mehr da war, wirkten auch die elfenbeinfarbenen Tasten des Klaviers freudlos, während die Zwischentasten mit ihren schwarzen Moll-Tönen noch sehnsüchtiger zu klingen schienen als zuvor. Ich wendete mich ab. Doch die Klänge, die das Klavier erzeugte, hallen bis heute in mir nach.

Ich habe lange geglaubt, dass die Intensität, mit der ich das Klavierspielen erlebte, vor allem an Mats' Gegenwart lag. Er war ein schlanker, sportlicher Mann mit Brille und Glatze, der für die Stimmungen in unserem Haus ein ebenso gutes Gespür hatte wie für den sensiblen Anschlag auf den Klaviertasten. Mit ihm konnte man über alles reden, er war offen für Vorschläge, manchmal vermittelte er sogar zwischen meiner Mutter, meiner Schwester und mir, wenn es Streit gegeben hatte. Vor allem aber ließ er sich auf die individuellen Persönlichkeiten seiner jeweiligen Schüler ein. Diese Gabe war leicht daran abzulesen, dass die Stunden mit Mirjam völlig anders verliefen als meine. Während meine Schwester diszipliniert übte, Noten lesen lernte und schon bald lange Stücke vom Blatt spielen konnte, übte ich nicht und konnte keine Noten lesen. Lange Stücke spielte ich trotzdem. Mats spielte sie mir vor, ich prägte mir die Grifffolgen ein und machte das Ganze anschließend auswendig nach. Anhand der Melodie wusste ich später in der Regel auch, an welcher Stelle der Partitur ich mich in etwa befand, allerdings ohne mich dabei an den einzelnen Noten orientieren zu müssen. Daraus resultierte ein Schweben in der Musik, das ich sehr schön und sehr beruhigend fand. Heute ist mir klar, dass dieser Zustand nicht nur mit Mats' Gegenwart zu tun hatte, sondern auch damit, dass ich mich in der Musik verlieren und fallen lassen konnte. Gefühle, die ich sonst nicht artikulieren konnte, drückte ich durch die Stücke aus, die ich spielte. Geholfen hat mir dabei auch, dass ich mir nach der Aneignung der Grundlagen und Basisgriffe die Lieder, die wir übten, selbst aussuchen durfte. Wenn ich heute an diese Lieder denke, waren sie wie ein Spiegel meiner Seele.

Fröhliche Stücke mochte ich nie. Ich weiß noch, dass wir die Erarbeitung von »Hit the Road Jack« abbrachen, weil ich die Gute-Laune-Stimmung des Songs nicht mochte. In melancholischen Stücken hingegen ging ich völlig auf. Oft spielte ich Kompositionen von Ludovico Einaudi und die Soundtrack-Melodien von Yann Tiersen. Auch der Tears-for-Fears-Klassiker »Mad World«, der 2001 in einer Piano-Version von Gary Jules zu neuen Ehren kam und die mich wahnsinnig berührte, hatte eine große Bedeutung. Ich spielte immer nur die Melodie, gesungen habe ich nie. Vielleicht weil ich dann Wahrheiten wie »Hide my head, I want to drown my sorrow« hätte aussprechen müssen. Der Text des Songs brachte meine damalige Stimmungslage viel direkter auf den Punkt, als ich sie selbst zu beschreiben imstande gewesen wäre.

Und dann war da auf einmal »My Immortal«, eine Ballade von der Band Evanescence, die mit einem zarten Klavier-Intro und der Textzeile »I'm so tired of being here« beginnt. Schon beim ersten Hören war ich wie hypnotisiert von der Aufrichtigkeit des Songs. Mit der Hilfe von Mats Nowak erarbeitete ich mir die Akkorde, und fortan spielte ich das Stück immer wieder. Die Melodie hüllte mich ein wie ein tröstender, wärmender Mantel. Auch hier klang die inhaltliche Bedeutung des Songs in den Noten mit, ohne dass ich den Text hätte singen müssen. Wie ich es verstanden habe, wollten Evanescence mit dem Lied wohl die Geschichte einer Frau erzählen, die es nach dem Verlust ihrer großen Liebe nicht schafft, deren Geister loszuwerden. Es geht um unvergessliche Erinnerungen, die Unmöglichkeit, den Abschied von geliebten Menschen zu akzeptieren, und die alles erdrückende Übermacht der eigenen Sehnsucht. »I'm so tired of being here« – »Ich bin es leid hier zu sein«. Ja, das war ich auch. Obwohl ich mit dem Pathos hochtrabender Liebesgeschichten damals noch weniger anfangen konnte als heute, war die Geschichte des Liedes auch meine eigene Geschichte. Auch ich wurde die Geister der Vergangenheit nicht los. Auch ich erstickte an einem endgültigen Abschied. Auch ich wurde von meiner Sehnsucht erdrückt. Ich denke, die großen Lieben des Lebens können viele verschiedene Formen und Gestalten annehmen. Meine hatte die meines Großvaters. Manchmal wäre ich ihm gerne gefolgt, doch ich konnte nicht. Stattdessen tat es jemand anders.

Die äußerlichen Narben meiner Großmutter verheilten nach dem Unfall am Wandsbeker Markt nach einigen Wochen. Wie es in ihr drinnen aussah, habe ich sie nie gefragt. Wahrscheinlich weil ich es nicht wagte. Vielleicht war es auch nicht nötig, ich konnte ihre Trauer ja an der bedrückten Stimmung in ihrer Wohnung ablesen. Etwa ein Jahr nach Großvaters Tod wurde sie schließlich schwer krank. Sie hatte Krebs. Da wir uns nicht mehr so häufig sahen, bekam ich nur am Rande mit, wie sich ihr Zustand verschlechterte. Dass sie schwächer wurde. Dass meine Mutter immer häufiger außer Haus war, um sich um sie zu kümmern. Am Ende kam Großmutter in ein Hospiz, wo sie an einem kühlen, klaren Montagmorgen im Mai 2003 starb.

Als Mirjam, meine Mutter und ich dort ankamen, war Großmutter bereits tot. Unsere Tanten, Onkel, Cousinen und Cousins waren ebenfalls da. Mal wieder kam die Familie zusammen, um einen traurigen Anlass zu würdigen. Die Situation war vergleichbar mit der Nacht nach dem Unfall meiner Großeltern im Krankenhaus, aber trotzdem war diesmal alles anders. Das Unerwartete fehlte sowie die Ungewissheit. Und die verschlossenen Türen. Die Betreuer führten uns zu einem Abschiedsraum, in dem Großmutter aufgebahrt worden war. Das Zimmer hatte ein großes Fenster zum Garten und war mit Kerzen und Blumen dekoriert. Die Atmosphäre war nicht düster oder beklemmend, eher still und friedlich. Man sagte uns, wir sollten uns alle Zeit nehmen, die wir brauchten, um uns zu verabschieden. Die anderen brauchten nicht lange. Mirjam traute sich nur bis zum Türrahmen und verabschiedete sich aus der Entfernung. Sie hatte Angst vor der Konfrontation mit dem toten Körper.

Ich weiß nicht, warum, aber ich hatte diese Angst nicht. Ich ging zu Großmutter, setzte mich neben sie auf einen Hocker und ergriff ihre Hand. Dass diese Hand kalt war, starr und ohne Leben – für mich machte das keinen Unterschied. Es war Großmutters Hand. Sie hatte für mich Kohlrabi gekocht und Bücher aus dem Regal neben dem Schaukelstuhl gezogen. Als ich klein war, hatte sie mir die Schuhe zugebunden und mich auf Amrum mit Sonnencreme eingeschmiert. Und manchmal hatte sie mir über den Kopf gestreichelt. Jetzt streichelte ich sie. Stumm. Wortlos. Zum letzten Mal. Ich fand das schön. Es war der Abschied, der mir bei Großvater verwehrt worden war.

In meiner Erinnerung ist die Mahnwache am Totenbett meiner Großmutter ein großer, aber zeitloser Moment. Ich könnte nicht mehr sagen, ob er fünf Minuten oder mehrere

Stunden dauerte. Von meiner Mutter und Mirjam weiß ich, dass Letzteres der Fall war. Ich erinnere mich noch an den Anblick, mit dem der Moment endete. Als ich Großmutters Hand losließ und von meinem Hocker aufstand, sah ich ihr ein letztes Mal ins Gesicht. Ihre Augen waren geöffnet, und es sah aus, als würde sie aus dem Fenster in den Garten schauen. Sie schien zu lächeln. Die Trauer, die zuletzt von ihr ausgegangen war, war aus ihrem Körper gewichen. Großmutter war gegangen. Zu Großvater. Ich wäre ihr gerne gefolgt. Das konnte ich nicht, aber ich hatte mich wenigstens verabschiedet.

Meine Schwester sagt ...

Ich weiß noch, dass wir nach Großvaters Tod oft zu dritt im Wohnzimmer auf dem Sofa saßen: Mama in der Mitte, du und ich links und rechts von ihr. So haben wir uns gegenseitig getröstet. Auch bei der Trauerfeier saßen wir so. Ich fand das alles wahnsinnig bedrückend, habe viel geweint. Du hingegen hast deine Trauer nie gezeigt. Du warst total verschlossen. Wenn ich beurteilen müsste, ob der schreckliche Unfall und der Tod unserer Großeltern unsere Beziehung zueinander verändert haben, würde ich sagen, dass wir uns danach voneinander entfernt haben. Du zogst dich immer mehr zurück.

Wir waren aber auch vorher keine Geschwister wie Pech und Schwefel. Meist machte jeder sein eigenes Ding. Außerdem war da noch das Konkurrenzthema. Weil es bei dir viele Probleme gab, zogst du naturgemäß viel Aufmerksamkeit auf dich. Ich würde gar nicht sagen, dass ich deswegen neidisch war, aber es führte zu einem Ungleichgewicht. Während ich in der Schule, in Freundschaften, in der Kommunikation mit unseren Eltern keine Schwierigkeiten hatte, brauchtest du häufig Hilfe. Oft bekam ich zu hören: »Aaron hat es ja auch nicht leicht.« Irgendwann meinte ich fast, mich für meine eigene Problemlosigkeit entschuldigen zu müssen. Besonders auffällig war das, als später deine Therapien begannen. Da wurden die Ursachen ja oft in der Familie gesucht. Mal bei den Eltern, mal bei mir. Das war ein Balanceakt. Einerseits wollte ich Mama in Schutz nehmen, die es immer nur gut gemeint hatte und dir helfen wollte, auf der anderen Seite hatte ich den Reflex, mich für mich selbst rechtfertigen zu müssen.

Aus dieser Situation heraus ergab sich eine Endlosschleife der Überforderung. Inzwischen kann ich mir viele Konflikte durch die Asperger-Diagnose besser erklären, aber trotzdem verstehe ich immer noch nicht, warum du bei manchen Bemerkungen sofort austickst. Manchmal ist das für mich schwer auszuhalten.

In der Kindheit war unser Verhältnis noch ganz entspannt. Auf Amrum schliefen wir im gleichen Zimmer, manchmal sogar im gleichen Bett, haben zusammen mit unseren Cousinen und Cousins gespielt. Wenn wir nach der Schule bei Großmutter und Großvater waren, waren das friedliche Nachmittage. Allerdings waren wir sehr unterschiedlich. Ich wollte zum Beispiel immer mit Papa Fahrradtouren machen, während du nie Lust auf solche Unternehmungen hattest. Bewegung war dir ein Graus.

Ich weiß noch, dass wir einmal mit dem Fahrrad nach Wandsbek fahren wollten und Papa uns als Belohnung ein Eis versprochen hatte. Ich war total motiviert und habe mich tierisch auf dieses Eis gefreut. Und was machtest du? Auf halber Strecke bliebst du plötzlich stehen und weigertest dich standhaft weiterzufahren. Solche Sachen hast du oft gemacht. Du hast auch immer meine Süßigkeiten geklaut. Zu Weihnachten bekam ich Niederegger Marzipan, weil ich gegen normale Schokolade allergisch war. Den ganzen Tag hütete ich dieses Marzipan wie meinen Augapfel. Aber dann kam die Nacht. Während ich schlief, fielst du über meinen ganzen Vorrat her. Am nächsten Morgen fand ich nur noch die Verpackungsreste. Ich war natürlich stinksauer. Aber du schienst nicht mal ein schlechtes Gewissen zu haben. Das sind Schlaglichter aus unserer Kindheit, an die ich mich erinnere. Ansonsten muss ich zugeben, dass ich aus dieser Zeit nur noch sehr wenig weiß.

Dann kam Großvaters Tod. Danach habe ich sowieso kaum noch gemeinsame Erlebnisse vor Augen. Ich weiß, dass du es nie verarbeitet hast, dass wir auf der Intensivstation nicht noch einmal zu ihm durften. Für mich war es, denke ich, besser so. Ich glaube, mich hätte der Anblick zu sehr belastet. Du dagegen hattest bei solchen Dingen weniger Berührungsängste. Vielleicht warst du furchtloser. Oder unbedarfter. Ich habe immer bewundert, dass du nach Großmutters Tod so lange an ihrem Bett gesessen hast, um dich von ihr zu verabschieden. Ich hätte damals nicht lange im Sterbezimmer bleiben können, aber dir hingegen schien es dabei zu helfen, den Verlust zu verarbeiten. Dieser Abschied hat dir bei Großvater gefehlt.

Auch ich hatte in diesen Jahren zu kämpfen. In den Monaten nach dem Unfall hatte ich immer Angst, dass auch Mama irgendwann nicht mehr wiederkommen würde. Wenn sie aus dem Haus ging, setzte ich mich an die Heizung und harrte dort so lange aus, bis sie zurück war. Verspätete sie sich, fürchtete ich immer, dass etwas Schlimmes passiert war. Aber ich kam mit der Zeit über die schreckliche Erfahrung hinweg. Bei dir hingegen wurden die Probleme immer größer. Einmal bekam ich in der Schule mit, wie du in der großen Pause auf dem Schulhof einen psychogenen Anfall hattest. Du lagst auf einer Bank und warst total weggetreten. Immer mehr Leute wurden aufmerksam und sammelten sich um dich, aber du schienst das gar nicht wahrzunehmen. Du lagst mit offenen Augen da und reagiertest nicht mal auf Berührungen. Wie ein Toter. Ich bekam Panik und wurde richtig hysterisch. Mein Lehrer hat mich dann beruhigt und gesagt, dass ich mich nicht in die Panik reinsteigern darf. Das half. Bei dir hingegen half eine ganze Weile nichts. Du bliebst abwesend. Dein Schmerz muss überwältigend gewesen sein, aber du behieltst ihn für dich. Ich kann mich nicht erinnern, dass wir beide damals über die Trauer nach dem Tod unserer Großeltern gesprochen hätten. Ohnehin redeten wir immer weniger miteinander. Stattdessen entfernten wir uns voneinander. Ich hätte es mir anders gewünscht.

3
Angst:
Unsichtbare Gegner

Jede Emotion hat eine Richtung und einen Nutzen. Bei Angst ist die Richtung rückwärts und der Nutzen Flucht. Das finde ich einleuchtend. In der Natur ist völlig klar, dass Tiere, die von Feinden überrascht werden, sich umdrehen und wegrennen. Sie wären ja schön blöd, stehen zu bleiben und zu warten, bis sie gefressen werden. Es scheint auf den ersten Blick kurios, dass Angst und Lust im gleichen Organ entstehen: dem Geschlecht. Wenn man bedenkt, dass die Energie der beiden Emotionen in entgegengesetzte Richtungen zielt, ist aber auch das schlüssig. Stephan hat es mir so erklärt: Eine Katze, die ihre Neugier befriedigt, also ihrer Lust folgt, muss gleichzeitig immer auf der Hut sein. Schließlich kann hinter jeder Ecke und unter jedem Korbdeckel eine Gefahr lauern, vor der geflüchtet werden muss. Von daher ist es praktisch, beim Umschalten nicht erst das Organ wechseln zu müssen, sondern lediglich dessen Energierichtung. Das eigentlich Seltsame ist somit: Bei Menschen klappt der Fluchtreflex oft nicht. Statt wegzurennen, sind sie »starr vor Angst« oder »wie gelähmt«. Wenn man so will, ist diese Tatsache ein Sinnbild für all das, was ich an Menschen unlogisch finde. Das heißt aber nicht, dass mein eigener Fluchtreflex funktionieren würde. Mir ist das Phänomen der Angststarre sehr vertraut. Über weite Strecken meiner Jugend war es mein ständiger Begleiter.

Ein anderes Universum

Am Anfang meines letzten Schuljahres machte ich ein dreiwöchiges Praktikum bei einer IT-Firma. Im Abschlussbericht, den ich in der Schule abgeben musste, schrieb ich: »Ich fand dieses Praktikum einfach super, ich habe sehr viel gelernt [...] Die Menschen, mit denen ich zusammengearbeitet habe, waren sehr nett und freundlich zu mir und mir auch sehr sympathisch.« Rückblickend kommt mir das etwas zu euphorisch vor, aber im Großen und Ganzen entsprach es der Wahrheit. Denn im Gegensatz zu den Praktika, die ich vorher gemacht hatte, ließ man mich hier selbstständig arbeiten. Und statt mir das Gefühl zu geben, das fünfte Rad am Wagen zu sein, wurde ein wirklicher Austausch zwischen Angestellten und Praktikanten gepflegt. Ich war richtig glücklich, als ich die Zusage bekam, den wöchentlichen Praxistag, den meine Schule für die Vorbereitung auf die Arbeitswelt eingeführt hatte, bei der gleichen Firma absolvieren zu können. Das bedeutete, dass ich dem stumpfen Schulalltag fortan jeden Freitag in die digitale Welt der PCs, Programmierer und Rechenzentren entfliehen konnte, für die ich eine zunehmende Faszination entwickelte. Es bedeutete auch, dass ich Herrn Rüder regelmäßig traf.

Herr Rüder hieß mit Vornamen Ulrich. Um ihn zu beschreiben, passt wohl der Begriff »Nerd« ganz gut. Ich selbst kann mit diesem Wort nicht viel anfangen, weil ich nie sicher bin, ob es positiv oder negativ gemeint ist, aber ich weiß, dass es oft für Leute verwendet wird, die schlaksig sind, Brillen tragen und eine Leidenschaft für Computerspiele haben. All das traf auf Ulrich zu. Ich mochte ihn, unter anderem weil er mich an seinen Privatinteressen teilhaben ließ. Ulrich spielte leidenschaftlich gern *Everquest II*, ein Online-Rollenspiel, dessen Teilnehmer auf einem fiktiven Planeten namens Norrath Missionen erfüllen und Monster töten müssen und dabei stetig die Fähigkeiten ihres Charakters oder auch ihrer Gruppe verfeinern. Ulrichs Berichte über *Everquest II* rissen mich jedes Mal mit. Irgendwann bekam ich Lust darauf, mir selbst ein Bild von der Welt der Hexer und Dunkelelfen zu machen, von der er so schwärmte. Meine Mutter würde sagen, das war der Anfang eines großen Übels. Für mich selbst war es das Sprungbrett in ein Universum, das mich die Unsicherheiten, mit denen ich in der realen Welt zu kämpfen hatte, vergessen ließ. Mehr noch, es zeigte mir, dass ich Fähigkeiten hatte, von denen ich bis dahin dachte, ich hätte sie nicht. Zum Beispiel, dass ich durchaus in der Lage bin, mich im Austausch mit anderen Menschen zu behaupten. Dass ich in Gruppen agieren kann. Dass auch ich zu leitenden Aufgaben fähig bin.

Tony Attwood, einer der weltweit bekanntesten Experten für Asperger-Autismus, sagt, es ist ein übliches Muster bei Autisten, dass sie sich in Fantasy-Welten und Online-Rollenspiele flüchten. Er sagt auch, dass sie es tun *sollen*, wenn sie das Bedürfnis dazu haben, weil der Zufluchtsort der virtuellen Universen ihnen dabei hilft, Reize zu verarbeiten, die sie in der realen Welt überfordern. Schade, dass mir diese Betrachtungsweise im Teenageralter noch nicht bekannt war. Sonst hätte ich mich wahrscheinlich freiwillig auf Autismus untersuchen lassen, nur um gegenüber meiner Familie ein Argument zu haben, das mir das Spielen erlaubte. Wahrscheinlich hätte aber auch das nichts gebracht. Meine Mutter und meine Schwester waren eingefleischte Computerspiel-Hasserinnen, die jeden für spielsüchtig erklärten, der auch nur zwei Stunden am Tag damit verbrachte. Bei mir wurden es sehr bald mehr als zwei Stunden. Das hatte ein endloses Gezeter und Genörgel zur Folge, das meine Entspannung beim Spielen nachhaltig beeinträchtigte. Drohungen, mir den Computer wegzunehmen oder das Internet abzuklemmen, machten die Situation noch unangenehmer. Bis heute habe ich beim Spielen die Kopfhörer meist nur einseitig auf, damit ich höre, was um mich herum vorgeht, und ich achte darauf, dass ich das Spielfenster schnell wegklicken kann, sobald jemand kommt. Das schlechte Gewissen, das meine Familie mir jahrelang wegen meiner »Spielsucht« einimpfte, hat sich tief in mein Unterbewusstsein eingegraben. Ich selbst glaube nicht, dass ich je süchtig nach Online-Spielen war. Sie waren für mich lediglich ein Ort, an dem ich mehr bewegen konnte als in der realen Welt. An dem ich das Gefühl hatte, von Nutzen zu sein. Sobald ich dieses Gefühl auch im analogen Alltag hatte, traten Rollenspiele sofort in den Hintergrund, ohne dass ich sie wirklich vermisste. Ihre Bedeutung schrumpfte zum Fluchtpunkt für tatenlose Momente. Trotzdem empfand ich im Fantasy-Universum bald ein Gefühl von Heimat.

Die Welt der Gamer bescherte mir Erfolgserlebnisse in Zeiten, in denen ich sonst keine hatte, und sie zeigte mir, dass es Alternativen zu den Strukturen gab, in denen ich aufgewachsen war und lebte. Die Menschen hier waren anders. Sie hatten nicht nur eine eigene Sprache, auch die soziale Kommunikation war abgekoppelt von den Dingen, mit denen ich mich sonst schwertat. Anerkennung erfuhr man dafür, sich für das Spiel und die Welt, in der es stattfand, zu interessieren und sich darin auszukennen. Darüber hinaus zählte nur, dass man ein freundlicher Mensch war. Das Statusdenken des realen Alltags blieb außen vor, die Beurteilung von Herkunft und Aussehen ebenfalls. Das Wegfallen des physischen Kontakts reduzierte den Fokus auf das gemeinsame Interesse sowie schriftliche oder verbale Aussagen, was die Kommunikation für mich vereinfachte. Im Chat gab es keine Mimik, die ich falsch deuten konnte. Es bestand auch nicht die Gefahr, dass ein unbewusster oder unterdrückter Gefühlszustand wie der stumme Hilferuf von Melanie mich verwirren konnte. Im Teamspeak hörte ich manchen Stimmen zwar an, ob sie müde, entspannt oder aufgeregt waren, aber das musste selten thematisiert werden. Das Signal war die Anwesenheit des Spielers. Sie bedeutete, dass er spielen und nicht über seine Müdigkeit oder Aufregung reden wollte. Diese Zielorientierung fand ich sehr angenehm.

Während ich Ulrich im *Everquest*-Universum nie begegnete, sondern lediglich beim Praxistag in der IT-Firma mit ihm darüber fachsimpelte, fand ich in der Welt von Norrath bald andere Freunde. In den Gruppenkämpfen von *Everquest II* gab es drei Spielerklassen. Sie waren darauf ausgelegt, das interne Kräfteverhältnis einer Gilde in Balance zu halten. Die Damage Dealer schwächten die angreifenden Monster, indem sie ihnen Schaden zufügten, die Tanks gingen in der Schlacht voran und nahmen beim Kontern der Monsterattacken in der Regel selbst Schaden, die Heiler glichen die Schäden in der Gruppe aus, indem sie sie »hochheilten«. Ich denke, dass die Funktionen, die Menschen in Spielen übernehmen, meist ihre Persönlichkeiten widerspiegeln. Zumindest traf das auf mich zu. Schaden anrichten war nie mein Ding, Prügel einzustecken auch nicht. Ich war in der Regel Heiler. Diese Rolle bot mir die Möglichkeit, ein Bedürfnis auszuleben, dem ich in der Realität selten nachgehen konnte: anderen Leuten zu helfen.

Auch sonst war die Heiler-Klasse wie geschaffen für mich. Sie war zwar kompliziert, aber logisch, sie bedurfte einer eingehenden Analyse des Spiels, sie erforderte vorausschauendes Denken. Das waren Dinge, die ich konnte. Schritt für Schritt erarbeitete ich mir einen Status im *Everquest*-Universum. Erst wurde ich Gruppenleiter, dann baute ich eine Website für meine Gilde, schließlich schrieb ich Guides, in denen ich meine Erfahrungen aus dem Spiel anderen Heilern zugänglich machte. Für mich war das eine kleine, aber ungewohnt stringente Erfolgsgeschichte. Fast ließ sie mich die Defizite, mit denen ich sonst aneckte, vergessen. Aber eben nur fast. Rückblickend gab es auch hier Situationen, in denen ich die Grenzen der Geduld meiner Mitspieler mit meinem autistischen Verhalten sprengte.

Ein langjähriger Begleiter auf meinen Streifzügen durch Norrath war Skarbog – ein kleiner dicker Zwerg, der als Tank immer als Erstes in die Schlacht rannte, um sich anschließend von mir heilen zu lassen. Wir ergänzten uns perfekt. Er war impulsiv, ich bedächtig, er handelte intuitiv, ich vorausschauend. Wir waren das Dream-Team in einer Gruppe aus sechs Leuten, mit der wir viel Spaß hatten und in der Chronologie des Spiels zügig vorankamen. Die rasanten Fortschritte bedeuteten natürlich auch, dass unsere Gegner immer mächtiger wurden. Einmal galt es, einen besonders aggressiven Feind zu besiegen. Unsere Gruppe schloss sich für diese Mission mit drei anderen Gilden zusammen. Gemeinsam bildeten wir einen Raid aus 24 Spielern, dessen Leitung mir übertragen wurde.

Es war das erste Mal, dass ich einen Raid anführte, deshalb bereitete ich mich minutiös darauf vor. Da alle Monster gescriptet und somit berechenbar waren, konnte man die Schäden, die sie anrichten würden, bis zu einem bestimmten Punkt voraussagen. Auf der Grundlage dieser Prognose entwickelte ich eine ausgeklügelte Kampftaktik, die auf das optimale Zusammenspiel von Skarbogs Angriffslust und meinen Heilerqualitäten abzielte. Mehrere Stunden verbrachte ich damit, die Strategie zu erarbeiten. In bester autistischer Gründlichkeit bedachte ich jedes mögliche Szenario und ließ keine Eventualität unberücksichtigt. Der Plan war so gut wie idiotensicher. Er hatte nur einen kleinen Haken: Es dauerte lange, ihn zu erklären. Sehr lange. So lange, dass ich in der Teamspeak-Sitzung, in der ich meinen Mitspielern meine Strategie unterbreitete, nach der Hälfte der Ausführungen von Skarbogs dumpfem Grunzen unterbrochen wurde: »Okay, das reicht jetzt, Leute.«

Ich war total perplex.

»Was?«, fragte ich.

»Ich geh mal pullen«, grunzte es zurück.

Mit diesen Worten stapfte der kleine dicke Zwerg namens Skarbog wie ein trotziges Kind auf den riesigen Feind zu, der im Hintergrund schon auf unseren Angriff lauerte, und pullte.

Das Pullen ist der Initialangriff, mit dem der Tank einen Gegner sozusagen »heranzieht«, also herausfordert. Danach ist die Schlacht eröffnet. Dann kümmert es keinen mehr, ob ein übergenauer Raid-Leiter die Schlacht bis ins idiotensicherste Detail vorausgeplant hatte. Es zählen nur noch das Abwehren der Attacken des Monsters, die Beherztheit der Damage Dealer, die Geistesgegenwart der Tanks sowie die Umsicht der Heiler. Ich hatte in dieser Schlacht alle Hände voll zu tun. Ich heilte, was zu heilen war. Am Ende machte uns der Gegner trotzdem platt. Meine minutiöse Vorausplanung war von der Ungeduld eines bockigen kleinen Zwergs in Grund und Boden gestampft worden.

In gewisser Weise ist dieses Bild bezeichnend für die Grenzen des Verständnisses zwischen Autisten und Nichtautisten. Ich erlebe es zumindest häufig, dass ich meine Zuhörer mit der Ausführlichkeit meiner Erklärungen überfordere beziehungsweise ihre Geduld und Aufnahmefähigkeit erschöpfe. So wie andere Menschen umgekehrt meine Aufnahmefähigkeit überfordern, indem sie selbstverständlich davon ausgehen, dass ich die indirekten Signale ihrer Mimik, Gestik und Formulierungen deuten können müsste. Nehmen wir das *Everquest*-Gleichnis also als Beweis dafür, dass das Universum der Online-Rollenspiele gar nicht so weltfremd ist, wie man es ihm häufig unterstellt. Dass die Misserfolge, die man dort erlebt, weniger schmerzhaft sind als die Niederlagen der Realität, würde wohl sowieso niemand bestreiten. Ich schon gar nicht. Denn ich bin den Monstern des wahren Lebens beggenet, ohne einen Heiler dabeizuhaben.

Wandsbeker Gehölz

Das Wandsbeker Gehölz war für mich ein geheimnisvoller Ort. Hier war ich in der Kindheit oft mit meinem Großvater spazieren gegangen. Manchmal hatte er mir dabei über die Geschichte der Anlage erzählt, die vor ihrer Nutzung als öffentlicher Park Teil eines riesigen Gutsgeländes gewesen war. In früheren Zeiten stand hier sogar ein Schloss, und viele der uralten Bäume gäbe es nicht mehr, wenn sie nicht im 19. Jahrhundert vor der Rodungsoffensive eines bauwütigen Kaufmanns bewahrt worden wären. Nach Großvaters Tod hingen diese Erzählungen weiterhin zwischen den Zweigen. Wenn der Wind durch die Blätter strich, erzählten die Bäume in ihrer eigenen Sprache von ihrer Vergangenheit. Wenn im Winter die Äste kahl waren, schwiegen sie. Aber es war ein bedeutungsvolles Schweigen, eher ein Luftholen. Die stummen Riesen schienen darauf zu warten, ihr ewiges Murmeln im Frühling fortsetzen zu können. Ich fand, diese Vorstellung hatte etwas Tröstliches.

An der Natur mag ich, dass sie sich nicht verstellt. Dass sie nur lärmt und poltert, wenn sie wirklich in Aufruhr ist, sonst aber sprichwörtlich in sich selbst ruht. Städte können das nicht. Sie flackern und grollen und rußen ohne Unterlass und verbreiten dadurch permanenten Stress. Mit ihren Werbetafeln, Glitzerfassaden und Straßenschluchten geben sie vor, die Natur bezwungen zu haben. Das ist natürlich Quatsch, denn ohne die Ressourcen der Natur gäbe es sie ja gar nicht. Aber es ist auch logisch, schließlich sind Städte das Werk von Menschen. Sie sind deren Ebenbild. Es ist eine menschliche Eigenart, vorzugeben, etwas zu sein, was man nicht ist. Tiere tun so etwas selten. Bei ihnen gehören Empfindung und Ausdruck unmittelbar zusammen. Wenn man sie streichelt, reagieren sie ohne Zurückhaltung und zeigen ungefiltert, ob sie die Berührung mögen oder nicht. Katzen schnurren, Hunde drehen sich auf den Rücken. Wenn man ungelegen kommt, schnappen sie zu. Man weiß, woran man ist. Bei Pflanzen ist es subtiler. Man kann nur mit ihnen kommunizieren, wenn man ihre Zeichen zu deuten weiß, und dafür muss man Eigeninteressen ausblenden und zuhören. Denn Pflanzen können nur von sich selbst erzählen – ob sie krank sind oder gesund, ob sie müde sind oder vor Kraft strotzen.

Trotzdem kommt es mir im Nachhinein so vor, als hätten mich die Bäume im Wandsbeker Gehölz warnen wollen, als an jenem Nachmittag im Oktober 2005 dieses düstere Schweigen von ihnen ausging. Es herrschte eine seltsam feindselige Atmosphäre, die so gar nicht zu der Vertrautheit passte, die ich mit diesem Ort verband. Ich hatte ein mulmiges Gefühl. Andererseits hatte ich in meiner Teenagerzeit ja meistens ein mulmiges Gefühl. Einen Grund dafür gab es immer. Entweder musste ich zur Schule oder zur Therapie oder nach Hause, wo es in jenen Jahren ständig Streit gab, weil meine Mutter der Meinung war, dass ich zu viel Zeit vor dem Computer verbrachte. Entspannt war es zu Hause selten. Ein Spaziergang durchs Wandsbeker Gehölz war also eigentlich gar keine schlechte Idee gewesen, auch wenn ich ihn nicht geplant hatte. Vielmehr war ich auf dem Weg von der Schule nach Hause vier Stationen vor meiner eigentlichen Zielhaltestelle aus einem völlig überfüllten Bus geflüchtet. Die letzten Kilometer hatte ich inmitten von ohrenbetäubendem Plappern und eingezwängt zwischen zwei Kinderwagen und der Ausgangstür zugebracht. Bei jedem Stopp hatte ich den Bus verlassen müssen, um für aussteigende Passagiere den Ausgang frei zu machen. Anschließend war ich dem Strom der neuen Fahrgäste gefolgt, mit denen ich mich zurück in die plappernde Enge des Busses quetschte. Es war schrecklich. Aber es war auch normal, denn ich musste jeden Tag aufs Neue in den überfüllten Bus steigen, der mich zum Schulplaneten Alsterdorf und zurück brachte. In jenen Jahren war das ein dauerhafter Anlass für Unwohlsein.

In der Regel ertrug ich die Fahrten stoisch, bis ich am Ziel war, aber an diesem Tag war mir das Gequatsche, Geschubse und Gerempel der Kinderwagen, die mir in die Hacken rollten, einfach zu viel. Am Wandsbeker Gehölz war ich nicht wieder eingestiegen. Die Idee, auf den nächsten Bus zu warten, verwarf ich, da auch dieser überfüllt gewesen wäre. Von hier aus dauerte es zu Fuß maximal eine halbe Stunde bis zu mir nach Hause, und ich dachte, ein Spaziergang auf den vertrauten Wegen des Waldes würde mir guttun.

Ich ließ die Straße hinter mir und tauchte ein ins Zwielicht der Parkanlage. Eine große Ruhe umfing mich, und mit jedem Schritt rückte der Verkehrslärm weiter in den Hintergrund. Ich wurde eingehüllt von Farben und Düften. Der Herbst hatte die Blätter der Bäume gelb, rot und braun gefärbt. Am Nachmittag hatte es geregnet, sodass das feuchte Laub unter meinen Schuhsohlen jeden Schritt noch mehr dämpfte, als es die sandigen Spazierwege ohnehin schon taten. Es roch nach Baumrinde, Erde und Laub, der Weg lag verlassen vor mir. Eigentlich war es idyllisch. Trotzdem hatte die Atmosphäre etwas unerklärlich Düsteres an sich. Irgendetwas beunruhigte mich, und ich spürte ein Zaudern in mir. Eine Anspannung, die mich daran hinderte, herunterzukommen. Das mulmige Gefühl wuchs mit jedem Meter, den ich voranschritt. Es zerrte an mir, hemmte und bremste mich, doch ich kämpfte es nieder. Ich versuchte an Großvater zu denken. An seine Geschichten über das Schloss und die Gutsherren und die Rettung der Bäume. »Noch bis zur Weggabelung«, dachte ich. »Dann ist das blöde Gefühl vergessen, und du bist froh, dass dir keine Kinderwagenräder mehr in die Hacken rollen.« Nachdem ich die Weggabelung erreicht hatte, vergaß ich das Unwohlsein tatsächlich. Aber nicht, weil ich mich beruhigte, sondern weil mich die Mächte der Düsternis übermannten.

Als ich nach links abbiegen wollte, waren sie auf einmal da: zwei menschliche Schatten, die sich vor mir aufbauten, mich anbrüllten und mir befahlen, mich nicht zu rühren. Ihre Gesichter waren mit schwarzen Skimasken vermummt, ihre Stimmen laut und schrill. Beide hielten eine Pistole in der Hand, mit deren Läufen sie direkt auf meinen Oberkörper zielten. Sie mussten im Gebüsch gelauert haben, anders konnte ich mir ihr plötzliches Auftauchen nicht erklären. Aber Erklärungen waren in diesem Moment ohnehin zweitrangig. Ähnlich wie bei dem Überfall in der Wohnung meines Vaters agierte ich wie ferngesteuert. Während mein Körper vor Angst wie erstarrt war, tat ich willenlos, was mir die bellenden Stimmen befahlen: »Stehen bleiben und keinen Mucks!«, »Schnauze halten!«, »Uhr her!«, »Handy her!«, »Portemonnaie her!« und noch mal »Keinen Mucks!«.

Die Schweigebefehle hätten sie sich sparen können, die Pistolen ließen mich auch ohne verbale Befehle verstummen. Ich wäre gar nicht in der Lage gewesen, etwas zu sagen oder um Hilfe zu rufen. Ich weiß noch, wie fahrig ich war, während ich mein Handy und meine Geldbörse aus der Hosentasche angelte. Es schien ewig zu dauern, bis ich sie zu fassen bekam. Meine Hände zitterten wie verrückt. Die Angreifer entrissen mir gierig ihre Beute und befahlen mir dann, mich flach auf den Boden zu legen: »Los, runter! Aber keine hastigen Bewegungen!« Wie in Zeitlupe sank ich auf die Knie, immer tiefer, bis ich der Länge nach auf der Erde lag. Die Vorderseite meines Körpers an den nassen, kalten Boden gepresst. Mein Gesicht im Dreck. Den modrig erdigen Geruch des feuchten Herbstlaubs in der Nase.

Für ein paar Sekunden dachte ich, es wäre vorbei. Dass die Schatten einfach mit ihrer Beute verschwinden würden. Dass ich nur bis zehn zählen brauchte, bis ich mich wieder vom Waldboden erheben und meinen Weg nach Hause fortsetzen konnte. Zwar mit verdreckten Klamotten und ohne Portemonnaie und Handy, aber immerhin lebendig. Wieder dachte ich an die Pistolen, an ihre zerstörerische Macht. Daran, wie sie von einem Moment auf den anderen das Band zwischen Leben und Tod durchtrennen konnten. Daran, wie dünn dieses Band war. Da traf mich ein brutaler Tritt in die rechte Seite. Dann ein zweiter in die linke. Dann noch einer und noch einer. Ich hatte mich geirrt, es war nicht vorbei. Eigentlich ging es erst los.

Die Maskenmänner hatten sich zu beiden Seiten neben mir aufgestellt. Wahllos, mit zunehmender Aggressivität traktierten sie meinen am Boden liegenden Körper mit ihren Stiefelsohlen. Dabei arbeiteten sie sich langsam nach oben. Vom Unterleib zu den Rippen, vom Rumpf bis zum Hals. Nach dem zweiten oder dritten Tritt konnte ich den einen nicht mehr vom anderen unterscheiden. Statt einzelne Schmerzen zu registrieren, war mein gesamter Organismus zu einer einzigen großen Schmerzzone geworden. Unter der Gewalt, die auf ihn niederprasselte, bebte, zuckte und schrie mein Körper innerlich. Mein Verstand aber war hellwach. Immer wieder stellte ich mir die gleiche Frage: Warum? Warum diese sinnlose Brutalität, nachdem die Diebe längst bekommen hatten, was sie wollten? Schürte das Ausbleiben von Widerstand ihre Wut? Wollten sie mich dafür bestrafen, dass ich sie nicht daran gehindert hatte, sich strafbar zu machen? Wollten sie ein Zeichen setzen? Oder wollten sie zeigen, dass das Band zwischen Leben und Tod auch mit bloßer Körperkraft, ohne die Hilfe ihrer Pistolen durchtrennt werden konnte?

Als die Stiefelsohlen vom Hals aufwärts drängten, löste sich meine Starre. Ich schützte mich intuitiv, indem ich die Arme hochriss und so gut es ging meinen Kopf in ihnen vergrub. Nun drangen die Stöße und bellenden Stimmen nur noch als dumpfe Vibrationen an meine Ohren. Sie vermischten sich mit dem Pochen meines rasenden Pulses, das wie ein Echo auf die Gewaltorgie zu antworten schien. Wo die Erschütterungen der Tritte mich von außen zu zerstören versuchten, drohte mein Herzschlag mich von innen zu sprengen. Sie rangen miteinander, trieben sich gegenseitig an, jagten in atemloser Hast auf den Kollaps zu. Sekunden wurden zu Stunden, Panik zu Resignation, Schmerz zu Taubheit. Bis heute bin ich nicht sicher, wie lange das Ganze dauerte. Ich weiß nur, dass ich irgendwann wahrnahm, wie aus den Tritten Schritte wurden, die sich eilig entfernten. Dass ein »Los, weg hier« durch die Luft zischte. Dass ich von einem Moment auf den anderen wieder mit meinem Herzschlag alleine war.

Aus Angst, meine Bewegungen könnten die Rückkehr der Maskenmänner zur Folge haben, blieb ich noch eine Weile regungslos liegen. Mein Puls beruhigte sich allmählich, dafür bekamen die Schmerzen eine Kontur. Mein gesamter Oberkörper brannte. Hatte ich die Tritte zuvor nicht auseinanderhalten können, spürte ich jetzt jeden einzelnen als bohrenden Schmerz auf der Haut. Als ich endlich wagte, den Kopf zu heben, um mich zu vergewissern, dass die Angreifer weg waren, funkten stechende Blitze durch meinen Körper. Im Schneckentempo stemmte ich mich hoch. Dabei blieb mir vor Schmerzen fast die Luft weg. Als ich schließlich auf beiden Beinen stand, mir hilflos die Klamotten abklopfte und das Blut aus dem Gesicht wischte, war es, als würde die Welt aus einem vorübergehenden Stillstand erwachen. Langsam, mit äußerster Vorsicht humpelte ich zurück in Richtung Straßenlärm. Er klang jetzt irgendwie nach Rettung und Sicherheit. Vereinzelt kamen mir Menschen entgegen. Sie sahen mich erschrocken an, stutzten, wichen aus, aber keiner sprach mit mir oder bot mir Hilfe an. Auch die Bäume schienen in Schockstarre zu sein. Sie rahmten meinen Weg wie stumme Totenwächter. Kein Blatt fiel. Das düstere Schweigen hielt an.

Phantomzittern

Nach der Attacke im Park humpelte ich direkt zum Allgemeinen Krankenhaus Wandsbek, das nur 200 Meter vom Gehölz entfernt lag. Hier war auch meine Großmutter nach dem Unfall mit dem betrunkenen Mercedes-Fahrer versorgt worden. Die Ärztin in der Notaufnahme fragte mich zunächst, was passiert war. Ich vertraute mich ihr lückenlos an. Von den Kinderwagenrädern in meinen Hacken über das mulmige Gefühl bis hin zu den Tritten und dem intuitiven Reflex, die Arme hochzureißen und den Kopf zu schützen. Wahrscheinlich berichtete ich wie üblich ein bisschen zu ausführlich, doch die Ärztin hörte geduldig zu. Sie hetzte mich nicht, und ich war ihr dankbar dafür. Nachdem ich meine Erzählung beendet hatte, wurde ich lange und eingehend untersucht. Knochenbrüche hatte ich keine, aber Prellungen am gesamten Oberkörper und eine Gehirnerschütterung. Als die Untersuchung abgeschlossen war, sah mich die Ärztin eine Weile schweigend an. Mich irritierte der lange Blick. Es geschah selten, dass Menschen mir mit solcher Dauerhaftigkeit und Intensität in die Augen sahen.

»Habe ich was falsch gemacht?«, fragte ich.

Die Ärztin schüttelte den Kopf.

»Nein, Sie haben alles richtig gemacht«, antwortete sie leise. Nach einer kurzen Pause fügte sie hinzu: »Aber das war knapp. Wenn Sie Ihren Kopf nicht geschützt hätten, wären Sie jetzt vielleicht tot.«

Meine Mutter wurde benachrichtigt, die Polizei ebenfalls. Trotz meiner ausführlichen Beschreibungen blieb die Anzeige gegen Unbekannt, die aufgenommen wurde, ohne Folgen. Gefasst wurden die Täter nicht. Sie blieben in der Anonymität, aus der sie gekommen waren. Sie blieben Schatten. Vor allem aber blieben sie in meinem Kopf.

Der Überfall hinterließ Spuren. Am Körper ebenso wie in

der Seele. Danach entwickelte ich eine zunehmende Aversion gegen öffentliche Verkehrsmittel, die immer stärker wurde und irgendwann dazu führte, dass ich Busse, Züge und U-Bahnen komplett meiden musste. Bis heute beschleicht mich eine unkontrollierbare Panik, wenn ich einen Zugwaggon oder eine Buskabine besteigen soll. Mein Puls fängt an zu rasen, mein Atem wird unregelmäßig, ich sehe in jedem Fahrgast, der sich mir unerwartet nähert, einen Schatten mit Skimaske. Diese Reaktion ist insofern seltsam, als dass der Überfall nicht *auf* der Busfahrt, sondern erst danach stattfand, aber sie gibt Aufschluss darauf, wie sehr die Erfahrung in meiner Wahrnehmung auf ihr gesamtes räumliches und zeitliches Umfeld abfärbte. Sie war wie ein Strudel, der mich in einen inneren Abgrund hinabzog, dessen Existenz ich zuvor maximal erahnt hatte, dessen Bodenlosigkeit mir aber nie bewusst gewesen war.

Eine zweite Folge war, dass das Zittern meiner Hände zum ständigen Begleiter im Alltag wurde. Es trat regelmäßig auf, wenn ich unter Druck stand oder vertrautes Terrain verließ, aber auch unvermittelt in Situationen, in denen ich überhaupt nicht damit rechnete – abends vor dem Einschlafen, bei Unterhaltungen mit Menschen, die ich mochte und schätzte, sogar beim Klavierspielen mit Mats Nowak. Meinen ohnehin von Hemmungen überschatteten Umgang mit anderen Menschen erschwerte dieser Umstand zusätzlich. Jetzt musste ich mich nicht mehr nur mit den Gedanken herumschlagen, ob ich die Reaktionen der anderen richtig deutete, sondern zusätzlich die Fragen meiner Gesprächspartner beantworten, ob ich nervös sei. Meist erklärte ich, dass mein Zittern nicht zwangsläufig mit Nervosität zu tun hatte, sondern ein Tick sei. Dass es in kritischen Situationen zusätzlich meine Oberschenkel erfasste, behielt ich in der Regel für mich.

Ähnlich wie bei meinen psychischen Problemen arbeitete sich auch an der Abgewöhnung des Ticks eine Vielzahl von

Medizinern verschiedenster Couleur ab. Immer ohne konkretes Ergebnis. Am Ende kamen sie alle zu einer Schlussfolgerung, die ich in ihrer Offensichtlichkeit längst selbst erkannt hatte: »Ihre Muskeln stehen unter einem erhöhten Druck, Sie müssten sich mal entspannen.« Die Methoden, mit denen die Entspannung herbeigeführt werden sollte, verfehlten allesamt ihre Wirkung. Ich zitterte weiter. Deshalb hielten mich viele für einen Freak. Beziehungsweise für einen noch größeren Freak als vorher.

Nachdem ich die Realschule mit meinem unterdurchschnittlichen 3,1-Durchschnitt abgeschlossen hatte, sorgte zunächst mein überdurchschnittlicher Einsatz im Rahmen des Praxistages für Ausgleich. Die IT-Firma bot mir trotz meiner mäßigen Noten einen Ausbildungsplatz als Fachinformatiker an. Ich war glücklich, fühlte mich zumindest in diesem Bereich auf der sicheren Seite. Dass es Sicherheiten im Arbeitsleben nur selten gibt, erfuhr ich erst ein halbes Jahr später, denn dann kam ein neuer Chef: Herr Paulsen. Mit ihm änderte sich der Tonfall im Unternehmen. Sein Vorgänger hatte erkannt, dass ich sowohl auf fachlicher als auch auf persönlicher Ebene gut mit Ulrich harmonierte, woraufhin ein Großteil der Ausbildungsbetreuung in dessen Hand gelegt worden war. Herr Paulsen bestand nun darauf, die Kontrolle der Auszubildenden selbst zu übernehmen. Grundsätzlich war mir das egal. Es wurde nur zum Problem, weil dadurch eine unbequeme Tatsache unübersehbar wurde: Herr Paulsen konnte mich nicht leiden. Und ich ihn nicht. Damit war der Anfang vom Ende so gut wie besiegelt.

Dass ich nicht aufgesetzt freundlich sein kann, wenn ich jemanden nicht mag, habe ich bereits erklärt. Dass ich Hierarchien nicht um ihrer selbst willen anerkenne, ebenfalls. Heute ist mir klar, warum das so ist, aber zu Zeiten meiner Ausbildung war es das noch nicht. Damals war es einfach eine der vielen unerklärbaren Eigenheiten meines Wesens. Ich versuchte trotzdem gegenüber dem neuen Chef die Form zu wahren, unter anderem indem ich mir in den Gesprächen mit Herrn Paulsen Mühe gab, ihm direkt ins Gesicht zu sehen. Ich weiß nicht mehr genau, warum ich das tat. Vermutlich hatte es damit zu tun, dass ich genau wusste, dass das Aufrechterhalten von Blickkontakt nicht zu meinen Stärken gehörte. Meine ganze Kindheit über war ich getadelt worden, ich würde nicht aufmerksam zuhören, weil ich meinen Gesprächspartnern nicht in die Augen sah, wenn sie mir etwas erzählten. Ich hatte diesen Vorwurf nie verstanden, denn in Wahrheit war das Gegenteil der Fall. Wenn ich aufmerksam zuhörte, suchte ich mir einen Punkt an der Wand und fixierte ihn. Das hatte den Vorteil, dass ich nicht von missverständlichen Gesichtsausdrücken abgelenkt wurde und dadurch in Ruhe verarbeiten konnte, was gesagt wurde. Ähnlich war es, wenn ich selbst etwas erzählte. Es fiel mir schlicht und ergreifend leichter, mich zu konzentrieren, wenn ich mir dabei einen optischen Ruhepol suchte, der sich nicht permanent bewegte und veränderte, wie menschliche Gesichter es tun.

Dieses Unvermögen, Blickkontakt halten zu können, ist eine Eigenart, wegen der Asperger-Autisten oft zu Unrecht der Unaufmerksamkeit beschuldigt werden. Auch bei mir war das jahrelang so. Ich nehme an, das war der Grund dafür, dass ich Herrn Paulsen immer besonders konsequent ins Gesicht sah, wenn er mir etwas erklärte. Dass ich es tatsächlich durchhielt, war sicher auch der Sinnleere seiner Ausführungen geschuldet. Sie bestanden meist aus Weisheiten, die ich längst kannte. Inhaltlich gab es also nicht viel, worauf ich mich hätte konzentrieren müssen. Da störte es nicht so sehr, wenn ich von Herrn Paulsens Mimik abgelenkt wurde.

Etwas anderes störte hingegen schon. Dadurch, dass ich meinem Chef eisern ins Gesicht blickte, fiel mir überdeutlich auf, dass er selbst mich fast nie ansah. In seinem Fall hatte das aber nichts mit Konzentration zu tun. Während er mich von oben herab vollquatschte, flatterte sein Blick unbeteiligt zwischen seinen Akten, seiner Uhr und seinem Computer hin und her, ohne je Verbindung zu mir aufzunehmen. In Anbetracht der Tatsache, dass nicht ich, sondern er selbst auf unseren regelmäßigen Unterredungen bestand, fand ich dieses Verhalten seltsam und widersprüchlich. Zudem unhöflich. So kam es zu dem denkwürdigen Tag, an dem ich die Geduld verlor und Herrn Paulsen eine Frage vor den Latz knallte, mit der ich selbst Hunderte von Malen gemaßregelt worden war: »Was ist eigentlich so schwer daran, mir in die Augen zu gucken, während wir miteinander reden?«

Das saß. Ich weiß zwar nicht mehr, was Herr Paulsen antwortete, aber ich weiß, dass das Verhältnis zu ihm nach diesem Vorfall endgültig im Eimer war. War die Atmosphäre zwischen uns zuvor unterkühlt gewesen, so war sie jetzt eisig, und hatte mich der neue Chef vorher nur herablassend behandelt, so wurde er jetzt gehässig. Zunächst dachte ich, das würde an der Grundsituation nichts ändern. Meine Motivation für den Job war nach wie vor groß, und meine Arbeit machte ich genauso gewissenhaft wie vorher. Ich dachte, nur darum ging es bei einer Ausbildung – darum, mitzuarbeiten und die Bereitschaft zu haben, einen Job zu erlernen. Ich wurde eines Besseren belehrt.

Fortan ließ Herr Paulsen mich ständig spüren, dass die Dinge, für die ich zuvor gelobt worden war, nichts mehr wert waren. Wenn ich eigene Ideen einbrachte, wurden sie von vornherein abgewürgt. Meine gute Zusammenarbeit mit Ulrich wurde als Vetternwirtschaft verlacht. Meine Sorgfalt wurde als Umständlichkeit interpretiert. Zu meiner Überraschung ließ mich diese Veränderung nicht kalt. Im Gegenteil. Die neue Feindseligkeit katapultierte auf einen Schlag etwas in die Mitte meines Ausbildungsalltags, das mich in der IT-Firma bislang in Frieden gelassen hatte: den Zweifel. Plötzlich war ich mir nicht mehr sicher, ob ich meine Arbeit wirklich gut machte, ich traute mich nicht mehr vertraut mit Kollegen umzugehen, irgendwann fragte ich mich sogar, ob ich für den Job überhaupt geeignet war. Bald begleitete mich jeden Tag das schlechte Gefühl, nicht gewollt zu sein, zur Arbeit. Das zog mich so runter, dass ich die Notbremse zog.

Im Januar 2008 bat ich Herrn Paulsen, das Ausbildungsverhältnis beenden zu dürfen. Ohne mit der Wimper zu zucken, willigte er ein. Das Zeugnis, das er mir ausstellte, klang in meinen Ohren eigentlich ganz okay. Allerdings ist mir inzwischen klar, dass Zeugnisse die Kunst der menschlichen Verstellung nur auf die Spitze treiben. Da sind »stets hilfsbereit« und »stets einwandfrei« oft defizitäre Urteile, die weniger das benennen, was sie aussagen, als die Tatsache, dass man nicht »stets *außerordentlich* hilfsbereit« und »stets *herausragend* einwandfrei« war. Meiner Meinung nach klingt so etwas völlig übertrieben, aber ich habe mir sagen lassen, dass Bestnoten in der Regel zu übertriebenen Formulierungen verbrämt werden. Ich finde das ziemlich albern, aber das ist vermutlich nur ein Zeichen dafür, dass ich die Kunst der Verstellung im Schriftlichen genauso wenig beherrsche wie im Verbalen. Ich finde bis heute, dass »stets hilfsbereit« und »stets einwandfrei« ganz ordentlich klingen. Als Teenager fand ich es sowieso. Das änderte aber nichts daran, dass mich der Abbruch der Ausbildung massiv verunsicherte. Ich war zwar froh, nicht mehr täglich den Anfeindungen von Herrn Paulsen ausgesetzt zu sein, aber andererseits fehlte mir der regelmäßige Rhythmus des Arbeitsalltags. Ich kam mir nutzlos und unfähig vor. Dass sogar ein Projekt, das mir so viel Spaß gemacht hatte wie die Fachinformatikerausbildung, an meiner Nichtkompatibilität im Umgang mit Menschen gescheitert war, ließ den Glauben daran, dass ich nach den Irrläufen der Schulzeit endlich einen Platz in der Gesellschaft finden würde, rapide schwinden.

Als mir mein Vater ein paar Wochen nach der Kündigung eine Ersatzausbildung bei einem großen Hamburger Kfz-Handel vermittelte, trat ich die Stelle mit einem ambivalenten Gefühl an. Zwar war ich froh, wieder eine Aufgabe zu haben, aber ich war außerstande, daran zu glauben, dass ich in einem Job Erfüllung finden konnte, der so wenig meinen persönlichen Interessen entsprach wie der des Automobilkaufmanns. Trotzdem lief es am Anfang gut. Es machte sogar Spaß. Aber dann kam der Tag, an dem ich aus dem Büro in den Verkauf geschickt wurde.

An der Kasse zu stehen und Kunden zu bedienen war eine reguläre Station der Ausbildung. Von der bloßen Tätigkeit her war die Arbeit nicht wahnsinnig herausfordernd. Doch die Geschäfte liefen gut, und zu Stoßzeiten konnte es richtig voll werden. Dann dröhnte die Halle, von allen Seiten stürzten Fragen auf mich ein, und überall huschten Leute um mich herum. Am Anfang stresste mich das. Dann setzte beim Hantieren an der Kasse das Phantomzittern ein. Und dann schienen die um mich herumhuschenden Gestalten auf einmal schwarze Skimasken zu tragen. Das war zu viel. Eine unglaubliche Panik erfasste mich. Ich wollte wegrennen, aber konnte nicht. Ich wollte um mich schlagen, aber zitterte nur. Ob ich schrie? Ich weiß es nicht. Ich weiß nur noch, dass mir schwarz vor Augen wurde. Meine Ausbildung zum Automobilkaufmann endete mit einem Zusammenbruch.

Atosil, dein Freund und Helfer

Noch bevor ich mit der Schule fertig war, wurden Doktor Schwerdtfeger und ich voneinander erlöst. Nach vier Jahren, in denen wir uns dreimal die Woche mehr oder weniger schweigend (oder in meinem Fall schlafend) gegenübergesessen hatten, wurden die Sitzungen ohne Ergebnis und Erfolg beendet. Soweit ich weiß, gab es nicht einmal einen Abschlussbericht. Nur eine resignierte Notiz, die meine Mutter später in meinen medizinischen Lebenslauf eintrug, zeugt von dieser sinnlosen Episode: »Abbruch der Therapie nach drei bis vier Jahren, da Aaron nicht über sich spricht.« Ich erinnere mich nicht mehr, ob Doktor Schwerdtfeger von selbst einsah, dass er mit mir nicht weiterkam, oder ob mein Ausscheiden aus seiner Patientenkartei schlicht damit zu tun hatte, dass ich nach der langen Zeit seinem Zuständigkeitsbereich als »Kinderpsychotherapeut« entwachsen war. Rein statistisch war ich ja inzwischen Jugendlicher. Auch wenn ich bei den Hahnenkämpfen und Initiationsriten meiner Altersgenossen nicht besonders emsig mitmischte.

Sexuell gesehen war ich Spätzünder. Meine amourösen Ambitionen bei Mädchen waren so gut wie nicht existent, bis ich 18 wurde. Mich selbst belastete das nicht. Eher fand ich es angenehm, dass ich im Gegensatz zu den meisten anderen Jungen in der Schule nicht von Verklemmtheiten und Berührungsängsten im Umgang mit Frauen behindert wurde. Dass manche Mädchen, die es gewohnt waren, hofiert und angehimmelt zu werden, mein neutrales Verhalten irritierte, stand auf einem anderen Blatt. Es gab auch immer mal wieder Situationen, in denen ich selbst nicht mitbekam, dass ich angeflirtet wurde. Wegen meiner eigenen Absichtslosigkeit kam ich nicht auf die Idee, dass jemand anders Absichten haben könnte. Abgesehen davon, dass die gängigen Flirtmechanismen der indirekten Signale und Botschaften für einen Autisten ohnehin ein Buch mit sieben Siegeln sind – auch wenn er noch nicht weiß, dass er Autist ist.

Besoffen war ich in meinem Leben nur einmal auf einem Schüleraustausch in Polen. Ich war 15, und wir tranken im Klassenverband Wodka. Das führte dazu, dass ich sehr viel redseliger wurde, als ich es sonst war, allerdings redete ich nur dummes Zeug, was ich wiederum unangenehm fand. Dann kam der Drehwurm. Ich fand es grauenhaft, mich in der Absicht, das Schwindelgefühl auszuschalten, hinzulegen, nur um dann festzustellen, dass sich das Zimmer danach von selbst weiterdrehte. Wenn ich die Augen schloss, wurde die Karussellfahrt nur noch rasanter. Schrecklich! Mir ist schleierhaft, warum Menschen Unmengen von Geld ausgeben, um eine solche Erfahrung wieder und wieder zu machen.

Kiffen war auch nichts für mich. Das hatte ich schon auf der Wichernschule lernen dürfen. Ich weiß noch, wie ich nach meinem ersten Joint in der U-Bahn saß und dachte: Okay, an der nächsten Station musst du aussteigen! Das war's vorerst. Zwischen dem Gedanken ans Aussteigen und dem Moment, in dem sich mein Körper in Bewegung setzte, lag eine gefühlte Viertelstunde. In dieser Viertelstunde, die in Wirklichkeit natürlich nur ein paar Sekunden dauerte, verzweifelte ich fast daran, dass die Befehle meines Gehirns scheinbar mit ewig langen Verzögerungen in körperliche Aktionen übersetzt wurden. Dass diese Aktionen obendrein im Schneckentempo ausgeführt zu werden schienen, machte das Ganze endgültig zum Stresstest. Mich erstaunt bis heute, dass ich es an diesem Tag überhaupt irgendwie nach Hause schaffte. Dass ich anschließend bekifft gegen eine Bohrmaschine rannte und mir dabei den Fuß brach, finde ich hingegen völlig folgerichtig. Das Gleiche gilt für die Tatsache, dass mein Interesse am Kiffen nach diesem Trip verflogen war. Warum hätte ich einen Zustand erneut absichtlich herbeiführen sollen, den ich durchweg als unangenehm empfunden hatte? Das schien mir unlogisch. Also tat ich es nicht mehr. Später hatte ich Experimente mit Drogen dann sowieso nicht mehr nötig. Dafür hatte ich ja Psychopharmaka.

Das erste Psychomedikament, das ich über längere Zeit einnahm, war Strattera, ein Antidepressivum, das auch als Tranquilizer bei Patienten mit Aufmerksamkeitsdefizit und Hyperaktivität eingesetzt wird. Bei mir sollte es gegen Konzentrationsstörungen in der Schule helfen, später auch gegen den Tick mit den zitternden Händen. Ich weiß noch, dass die Pillen blau-gelb waren wie die schwedische Flagge. Sonst weiß ich nichts mehr, außer dass sie nichts brachten. »Von einer positiven Wirkung könne er jedoch nichts berichten«, hieß es in einem Arztbericht. Das entsprach der Wahrheit. Hätte man daraus nicht schließen können, dass ich gar keine Psychomedikamente brauchte? Vermutlich. Aber so funktionieren Ärzte nicht. Wenn sie ein Problem mit dem ersten Medikament nicht in den Griff bekommen, probieren sie das zweite, dritte und vierte aus. Wenn dann immer noch keine Wirkung eintritt, kommt Atosil. Durch Atosil wird man so matschig im Kopf, dass man darüber vergisst, dass man überhaupt ein Problem hat. Aber ich greife vor.

Auf die glücklose Psychotherapie bei Doktor Schwerdtfeger folgten der Überfall im Wandsbeker Gehölz, die Scharmützel mit Herrn Paulsen und die erste abgebrochene Ausbildung. All diese Dinge trugen nicht dazu bei, dass sich mein Gemütszustand aufhellte.

Mein persönlicher Versuch einer inneren Befriedung war die zunehmende Flucht in die Welt der Online-Spiele, doch auch dieser scheiterte, denn da waren ja noch meine Mutter und meine Schwester, die mit jedem Tag, den ich länger vor dem PC rumhing, lauter »Spielsucht!« brüllten. Den Menschen, der unter diesen Umständen seinen inneren Frieden findet, würde ich gerne kennenlernen. Ich schaffte das nicht. Stattdessen stritt ich mich immer häufiger mit meiner Mutter, mein Selbstbewusstsein wurde immer schwächer, meine Grundstimmung immer depressiver. Es war nur eine Frage der Zeit, bis das unabgeschlossene Kapitel »Therapie« wieder ins Gespräch kommen würde. Als es so weit war, hatte meine Familie dem Ganzen einen Twist verpasst, der einem vergleichbaren Prinzip gehorchte wie die Medikamentenlogik der Ärzte: Wenn es mit dem Psychotherapeuten nicht geklappt hatte, würde es dann nicht vielleicht ein Psychiater tun? Ein Psychiater, den mein Vater persönlich kannte? Und der in Alsterdorf praktizierte?

So kam ich zu Professor Hempel. Er war derjenige, der mir Strattera verschrieb. Und er war derjenige, der mir nach der zweiten abgebrochenen Ausbildung zu einem zweimonatigen Aufenthalt in einer psychiatrischen Klinik riet. Am Ende war er auch derjenige, der mir eine Art diagnostisches Todesurteil ausstellte. Doch auch das ist vorgegriffen. Vorerst kam ich in die Psychiatrie in Bargfeld-Stegen.

Bargfeld-Stegen ist ein 3000-Einwohner-Kaff in Schleswig-Holstein, eine halbe Autostunde nordöstlich von Hamburg entfernt. Es gibt dort einen Forellenteich und eine hässliche Dorfkirche, eine Grundschule und ein Gasthaus, das »Waldesruh« heißt. Und es gibt das Heinrich-Sengelmann-Krankenhaus. Weil Professor Hempel in diesem Krankenhaus als Geschäftsführer mitwirkte, war es für ihn naheliegend, mich dorthin zu überweisen. Nach dem Zusammenbruch an der Kasse im Autohaus hatte ich meine Ausbildung mit sofortiger Wirkung aus gesundheitlichen Gründen gekündigt. Seitdem war ich niedergeschlagen, litt unter Schlafstörungen und wäre am liebsten den ganzen Tag im Bett geblieben. Aber natürlich wirbelte auch jetzt ständig meine Mutter um mich herum, die mich unter Druck setzte, irgendetwas zu unternehmen. Von daher kam es mir durchaus gelegen, als Professor Hempel einen Klinikaufenthalt vorschlug. Ich war froh, ein paar Wochen von zu Hause wegzukommen. Und sei es in die Psychiatrie.

Im Heinrich-Sengelmann-Krankenhaus tummelten sich Patienten mit Depressionen, Angststörungen, Burnout und Drogenproblemen. Ich landete auf Station C. Dort war ich mit meinen 17 Jahren das absolute Nesthäkchen unter den Patienten. Der Zweitjüngste war Mitte 30, die Älteste 92. Ich mochte diese Mischung. Bis jetzt hatte ich mich, abgesehen von einigen Mitgliedern meiner Familie, selten mit Erwachsenen auf Augenhöhe unterhalten. Jetzt war das unvermeidbar. Wir waren eine Leidensgemeinschaft, also redeten wir miteinander. Zugegeben: Wenn die Leute von ihren Eheproblemen, Stress im Job oder renitenten Kindern erzählten, interessierte mich das weniger, aber wenn unsere Stationsoma über die Nachkriegszeit in Hamburg und die Solidarität der Bevölkerung nach der Flutkatastrophe von 1962 erzählte, fand ich das faszinierend.

Auch mit meinem Zimmernachbarn Robert verstand ich mich super. Robert war Mitte 50, wegen Depressionen in Behandlung, und er hatte einen guten, schwarzen Humor. Weil es sonst nicht viel zu tun gab, saß ich immer mit ihm im Raucherzimmer. Wir tranken Kaffee, rauchten und redeten. Die Leidenschaft für Kaffee, die ich damals entwickelte, ist mir bis heute geblieben. Außerdem lernte ich damals selbst welchen zu kochen. Einmal, als ich für Robert und mich Nachschub aus der Küche holen wollte, fand ich die Kanne leer vor und beschloss, neuen Kaffee zu machen. Das hatte ich zwar noch nie zuvor getan, aber das Prinzip schien mir logisch: Man nahm einen Filter, füllte ihn bis zum Rand mit Kaffeepulver und schob ihn in die Maschine. Danach musste man nur noch warten, bis das Wasser kochte und durchgelaufen war, schon war man fertig. Ganz einfach. Es dauerte dann deutlich länger, als ich erwartet hatte, aber wir hatten ja Zeit. Ich war stolz wie Bolle, als ich eine Viertelstunde später mit zwei dampfenden, frisch aufgebrühten Bechern schwarzen Kaffees zurück in den Raucherraum kam.

»Was hat denn da so lange gedauert?«, fragte Robert.
»Kaffee war alle.«
»Ach so. Hast' neuen gemacht?«
»Klar.«
Damit drückte ich meinem Zimmernachbarn seinen Becher in die Hand, setzte mich neben ihn und wartete. Ich wollte sehen, wie er den ersten Schluck trank, und ich wollte mitbekommen, wie ihm der erste Kaffee, den ich in meinem Leben gekocht hatte, ein genüssliches »Mmh« entlockte. Lange musste ich nicht warten. Er führte die Tasse zum Mund, trank den ersten Schluck und dann … spuckte Robert den Kaffee mit einem angewiderten Gesichtsausdruck zurück in die Tasse: »Igitt! Was ist das denn für'n Zeug?«
Mir verschlug es die Sprache. Mein Blick pendelte entgeistert von Roberts Mund zu seinem Kaffee und wieder zurück. Dann besann ich mich wieder auf den Becher in meiner eigenen Hand. In der leisen Hoffnung, dass es sich hier um einen Scherz handelte, nippte ich an der tiefschwarzen, dampfenden Flüssigkeit. Sehr zurückhaltend und mit größter Vorsicht. Die Pampe, die ich zusammengebraut hatte, war einfach nur widerlich, und auch ich kommentierte den ersten Schluck mit einem lautstarken »Igitt«. Fünf Minuten später standen wir in der Küche, kippten die bittere Brühe in den Ausguss und machten die Schweinerei sauber, die ich mit dem völlig überfüllten Filter angerichtet hatte. Anschließend zeigte Robert mir, wie man richtigen Kaffee kochte. So lernte ich in der Psychiatrie tatsächlich was fürs Leben.

Aber nicht nur Kaffeekochen konnte man in Bargfeld-Stegen lernen. Weil Station C die Abteilung für Privatpatienten war, zu denen ich dank der Versicherung meiner Eltern immer noch gehörte, führte sie mir auch die absurden Privilegien der »Privaten« vor Augen. Wir bekamen zum Beispiel gewürztes Essen. Während die Mahlzeiten für Kassenpatienten erstens immer gleich und zweitens wie Pappe schmeckten, genossen

Station-C-Bewohner Gerichte, die mit Pfeffer, Salz und Thymian veredelt waren. Dass das einen großen Unterschied machte, merkte ich, weil ich anfangs nichts von dieser Regelung wusste. Ich erfuhr erst davon, als ich nach ein paar Tagen bei Robert über meine eingeschlafenen Geschmacksnerven klagte. Er lachte mich erst aus, dann erklärte er mir, dass ich bei der Essensausgabe Bescheid sagen müsse, dass ich von Station C kam. Das tat ich am nächsten Tag dann auch, und der Effekt war durchschlagend. Ich fühlte mich, als wäre ich nach einer Woche kulinarischer Schwarz-Weiß-Kost auf Farbe umgerüstet worden. Irgendwie war es ja auch so. Nach der Geschmacksexplosion riet ich allen möglichen Patienten aus anderen Abteilungen, an der Essensausgabe ebenfalls zu behaupten, dass sie von Station C kämen. Bei einigen klappte es, andere flogen leider auf.

Mich selbst sensibilisierten solche Erfahrungen für Ungleichbehandlungen von Privat- und Kassenpatienten, über die ich mir vorher nie großartig Gedanken gemacht hatte. Jetzt stolperte ich permanent darüber: Auf Station C gab es Einzelzimmer, die anderen schliefen zu zweit. Wir hatten jede Woche ein Chefarzt-Gespräch, die anderen Standard-Visite. Wir wurden in Ruhe gelassen, die anderen mit Beschäftigungsmaßnahmen auf Trab gehalten. Das letzte Beispiel ist sinnbildlich dafür, wie relativ Privilegien sind. Für mich war das In-Ruhe-gelassen-Werden auf Station C weniger ein Vorzug als ein Grund zur Langeweile. Während die Patienten auf Station F Kunsttherapie, Holzwerken und Badminton machten, saß ich mit Robert im Raucherraum und trank Kaffee. Das war okay für mich, weil Robert dabei war, aber die Beschäftigungsmaßnahmen hätten mich mehr interessiert. Ich versuchte sogar einmal, mich auf Station F verlegen zu lassen, doch ich scheiterte mit dem Vorhaben. Klassenunterschiede waren offenbar nicht verhandelbar. Der Kompromiss war, dass Robert und ich wenigstens in ein Zweierzimmer umziehen durften, so konnten wir uns auch jenseits des Raucherraums in Ruhe unterhalten. Wenn wir dafür denn noch die Kraft hatten, denn da war ja noch das Atosil.

Atosil ist ein Neuroleptikum, das als Beruhigungsmittel bei psychischen Erkrankungen eingesetzt wird. In Bargfeld-Stegen war es eine Art Allzweckwaffe. Immer wenn den Ärzten nichts anderes mehr einfiel, verabreichten sie Atosil. Unter uns Patienten wurde deshalb der Ausspruch »Atosil, mein Freund und Helfer« zum geflügelten Wort. Ohnehin war die Klinik groß darin, der intensiven Analyse von Problemen die Behandlung mit Psychopharmaka vorzuziehen. Den wöchentlichen Medikamentengesprächen wurde deshalb große Bedeutung beigemessen. Die Schwierigkeit bei diesen Terminen war: Ich konnte keine nennenswerten Veränderungen berichten. Ich fühlte mich zwar unter meinen Mitpatienten durchaus wohl, aber das hatte nichts mit irgendwelchen Präparaten zu tun. In einem Medikamentengespräch war es also zweitrangig. So gab ich an, dass die Pillen, die bei mir ausprobiert wurden, nicht wirkten. Dem wurde Abhilfe geschaffen. Mit Atosil beziehungsweise der stetigen Erhöhung der Atosil-Dosis. Die letzten Wochen meines Klinikaufenthalts scheinen mir in der Retrospektive sprichwörtlich von Atosil vernebelt zu sein. Das Zeug dämpfte die Sinne dermaßen, dass ich nur noch Brei im Kopf hatte. In gewisser Weise war das wahrscheinlich das Ziel: Wer Matsch in der Birne hat, vergisst darüber automatisch, dass er ein Problem hat. Das Dumme ist nur: Vergessen ist keine Lösung.

Als ich am Dreikönigstag 2009 aus dem Heinrich-Sengelmann-Krankenhaus entlassen wurde, landete ich sprichwörtlich in der Kälte. Über den Äckern von Bargfeld-Stegen schien zwar die Sonne, und der Himmel war tiefblau, aber es wehte ein eisiger Wind, und die Natur erstarrte im Eis. Das Jahr begann mit einer großen Frostwelle, die ganz Deutschland mit klirrenden Temperaturen überzog. Der Forellenteich von

Bargfeld-Stegen war zugefroren, der Rasen war weiß vom Raureif, im Gegenlicht der Sonne schwebten schimmernde Eiskristalle. Während ich vor der Klinik stand, rauchte und darauf wartete, dass meine Mutter mich abholte, fragte ich mich, was jetzt mit mir passieren würde.

Meine Abschlussdiagnose lautete: »Mittelgradige depressive Episode bei selbstunsicherer und negativistischer Persönlichkeitsstruktur«. Das klang gleichzeitig nach Phase und Dauerzustand und damit beunruhigend. Wie sollte ich mit einer »negativistischen Persönlichkeitsstruktur« je meinen Weg in einer Welt machen, die Negativismen ununterbrochen bekämpfte? In der Klinik waren die Härten des Lebens jeden Tag präsent gewesen. Da sie der Grund waren, aus dem es die Leute hierher verschlagen hatte, wurden sie nicht verdrängt, sondern thematisiert. Keiner machte den anderen etwas vor. Doch hier, jenseits des Klinikgeländes, spürte ich sofort wieder den Druck, jeden Blick und jede Aussage von Mitmenschen fünfmal hinterfragen zu müssen.

Während ich meine Kippe wegschnipste und eine letzte dichte Rauchwolke in den Frost pustete, bog das Auto meiner Mutter um die Ecke. Nachdem ich eingestiegen war, lautete die erste Frage: »Und? Wie war's?« Ich hätte ehrlich sein und antworten können, dass ich nicht den Eindruck hatte, dass der Klinikaufenthalt etwas geändert hatte, aber ich wusste, dass ich damit sofort auf Widerstand in Form von »Nun sei mal nicht so negativ«-Sprüchen gestoßen wäre. Hätte ich hingegen erzählt, dass ich mit meinen Mitpatienten gut zurechtgekommen war, hätte sie gesagt: »Aber das hat ja jetzt nichts mit der Therapie zu tun.« Schon bei meiner ersten Unterhaltung nach der Entlassung stand ich vor der Wahl, entweder alles falsch zu machen oder zu lügen. Dieses Gefühl kannte ich. Aus der Kindheit. Aus der Schule. Von den Ausbildungen. Die innere Einschätzung meiner Situation bestätigte sich schneller als befürchtet: Es hatte sich tatsächlich nichts geändert.

Hoffnungsloser Fall

Auf einmal war er da: Reinhold Liebig, ein dicker, doofer Mann mit grauen Haaren und Brille, der mein gesetzlicher Betreuer werden sollte. Für mich war Herr Liebig das personifizierte Zeichen dafür, dass ich mein Leben so richtig versaut hatte. Für meine Familie war er vermutlich eine Lichtgestalt. Ein Heilsbringer, der ihnen zumindest einen Teil des Ärgers über ihr renitentes Kind abnahm. Oder der zumindest dafür sorgte, dass das Kind nicht ihre Finanzen ruinierte. Wie heißt es doch so schön hässlich? Beim Thema Geld hört die Freundschaft auf. So in der Art war das auch bei meiner Familie und mir.

Die Zigarette am Dreikönigstag war nicht die letzte, die ich auf den Äckern von Bargfeld-Stegen rauchte. Aber wenn ich es recht bedenke, war sie für lange Zeit die letzte, bei der ich ganz klar und völlig bei mir war. Die Zeit nach dem Klinikaufenthalt war ein Rausch aus Geschrei und Wut, aus unüberlegten Affekthandlungen, ungnädigen Urteilen und vollendeter Resignation. Es ging damit los, dass ich nach den zwei Monaten im Heinrich-Sengelmann-Krankenhaus die Atmosphäre zu Hause nur noch schwer aushielt. Ich ertrug es nicht, dass meine Mutter ständig um mich herumschlich. Dass sie in mein Zimmer kam, ohne anzuklopfen. Dass ihre bloße Anwesenheit zu einem einzigen Vorwurf geworden war. Wie immer führten ihre Versuche, mich zu »motivieren«, auch jetzt dazu, dass ich mich noch mehr verkroch. In mich selbst und vor den Computer. Kein Tag verging ohne den Dialog: »Mach den Kasten aus, du bist ja spielsüchtig!« – »Ich bin nicht spielsüchtig, ich mag einfach nur die Rollenspiel-Community!« – »Welche Community? Du sitzt doch alleine vorm PC.«

Für meine Mutter war und blieb es unbegreiflich, dass ein soziales Miteinander auch ohne Kaffeekränzchen und Lehrerzimmer möglich war. Dass sie mein Spielen boykottierte, war für mich natürlich nicht neu. Neu war, dass der Boykott wirkte. Aus Angst, erwischt zu werden, mied ich die Spielwelten immer öfter und wich stattdessen in andere Bereiche des Internets aus. In Online-Kaufhäuser zum Beispiel. Dort shoppte ich. Software, Geschenke, PC-Komponenten. Dabei überzog ich erst mein eigenes Konto, veruntreute danach das Benutzerkonto meiner Mutter und bestellte schließlich auf Rechnung, ohne sie bezahlen zu können. Was ich mir von der Bestellerei versprach, ist mir inzwischen selbst nicht mehr klar, aber sie hatte zur Folge, dass ich innerhalb weniger Wochen etwa 3000 Euro Schulden anhäufte. Das brachte das Fass zum Überlaufen. Dass meine Spielsucht nun auch noch zur Kaufsucht geführt hatte, war zu viel für meine Mutter. Sie rief meinen Vater an. Der riet ihr, in der ihm eigenen zupackenden Art, mich hochkant rauszuschmeißen. Angesichts meiner labilen Lage eine ziemlich drastische Maßnahme, wie ich finde. Andererseits bin ich nicht sicher, ob ich mit einem Rausschmiss nicht vielleicht besser bedient gewesen wäre als mit dem, was stattdessen passierte: Meine Mutter strengte ein Betreuungsverfahren beim Amtsgericht an. Ich wurde entmündigt.

Bei einem Betreuungsverfahren wird vom Gericht ein gesetzlicher Betreuer bestimmt, der die Vormundschaft für eine Person übernimmt, die nicht in der Lage ist, für sich selbst zu sorgen oder eigene Entscheidungen zu treffen. Bei Demenzkranken und Alzheimerpatienten ist so ein Vorgehen üblich, bei geistig Behinderten auch. Ich gehörte wohl zu letzterer Kategorie. Wegen meiner Online-Käufe wurde mir eine »Störung der Impulskontrolle« attestiert. Es gab dazu ein ärztliches Gutachten und eine gerichtliche Prüfung. Beide waren eine schnelle Nummer, weil ich meine Missetaten nicht bestritt. Hinzu kam, dass ich in das Betreuungsverfahren einwilligte. Weil ich volljährig war, war meine Zustimmung eine Bedingung dafür, dass der Beschluss rechtskräftig werden konnte. Im Nachhinein finde ich es ziemlich dämlich, dass ich das Ganze abnickte. Ich hätte es durch eine simple Verweigerung meiner Unterschrift abwenden oder zumindest verkomplizieren können. Dass ich es nicht tat, hatte mit meinem schlechten Gewissen zu tun. Mir war ja klar, dass es nicht richtig gewesen war, auf das Konto meiner Mutter Sachen zu bestellen, und dass ich damit ein Tabu gebrochen hatte. Beim Shoppen selbst hatte ich über so etwas nicht viel nachgedacht. Das Nachdenken kam erst mit dem Schuldenhammer, aber da war es zu spät. Die Straftat war begangen und konnte nicht mehr rückgängig gemacht werden. Ich war kriminell. Das ließ mich meine Mutter deutlich spüren. Es war wohl meine Art von Wiedergutmachung, dass ich mich ohne Widerstand in meine Bestrafung fügte.

Heute sehe ich die Sache ein bisschen anders. Bei uns zu Hause war es immer wieder Thema gewesen, dass ich nicht mit Geld umgehen konnte. Wenn ich welches gehabt hatte, hatte ich es nicht gespart, sondern ausgegeben. Oft für Dinge, die meine Familie als »nicht sinnvoll« erachtete. Das war mir aber egal, es war schließlich mein Geld, mit dem ich machen konnte, was ich für sinnvoll hielt. Sparen fand ich nicht sinnvoll. Dass meine finanzielle Weltanschauung damit im direkten Gegensatz zu den Ansichten meiner Eltern stand, führte dazu, dass ich kurzgehalten wurde. Da ich nicht mit Geld umgehen konnte, bekam ich keins, sondern musste jedes Mal betteln, wenn ich mir etwas kaufen wollte. Dass ich nach diesem Prinzip nie lernen konnte, mit Geld umzugehen, finde ich einerseits logisch und andererseits bezeichnend für die Beziehung zu meinen Eltern. Sie stellten immer nur fest, dass ich etwas nicht konnte oder erreichte, nahmen sich aber selten Zeit, zu hinterfragen, warum das so war. Das sollten immer andere machen. Ärzte, Therapeuten und jetzt ein Betreuer. Dass damit ständig Entscheidungen getroffen wurden, die die Unterschiede zwischen uns manifestierten, anstatt sie abzubauen, begriffen sie nicht. So wurde mit jeder Maßnahme ein weiteres Stück Vertrauen verspielt. So lange, bis ich lieber heimlich die Shopping-Konten meiner Mutter benutzte, anstatt sie zu fragen, ob wir zusammen shoppen könnten. Mir ist klar, dass das keine juristisch tragfähige Argumentation ist, aber es ist eine menschliche Argumentation. Ich bin der Meinung, Menschlichkeit hätte in unserer Situation mehr geholfen als ein Betreuungsverfahren.

Jedoch: Statt Menschlichkeit kam Reinhold Liebig. Ich hasste ihn vom ersten Moment an, in dem wir einander am 21. April 2009 in einem weiß getünchten Saal des Wandsbeker Amtsgerichts vorgestellt wurden. Trotzdem blieb er sieben Jahre lang mein Vormund. Er hatte die Entscheidungsgewalt über Fragen der »Vermögenssorge« und der »Interessenvertretung gegenüber Behörden und sonstigen Institutionen«. Das bedeutete, dass er mein Geld verwaltete und ich keine Verträge ohne seine Zustimmung abschließen konnte. Ob mich das ärgerte? Eigentlich nicht. Zu dem Zeitpunkt, zu dem Herr Liebig in mein Leben trat, glaubte ich sowieso nicht mehr daran, dass ich auf diesem Planeten jemals wieder eigenverantwortlich einen Vertrag abschließen würde. Diese Resignation hatte ich Professor Hempel zu verdanken, der mir zwei Wochen zuvor den bereits erwähnten diagnostischen Todesstoß versetzt hatte. Nachdem ich infolge des ganzen Familienstresses vier Wochen bei ihm in tagesklinischer Behandlung gewesen war, diagnostizierte er mir eine schwere depressive Episode und konfrontierte mich im Entlassungsgespräch mit den Worten: »Sie sind ein hoffnungsloser Fall, Herr Wahl. Ihre Situation wird sich nicht bessern, Sie können nur versuchen, mit ihr umzugehen.«

Ich werde nie vergessen, wie dieser feiste, selbstgefällige Mann mit seinem jovialen Grinsen und seinen grauen Löckchen hinterm Schreibtisch saß und mir diese beiden Sätze an den Kopf knallte. Er schien gar nicht zu merken, was er da gerade gesagt hatte, er redete einfach weiter. Darüber, dass er mich ein zweites Mal nach Bargfeld-Stegen schicken würde.

Darüber, dass ich mir nach dem Ärger mit meiner Familie einen Platz im betreuten Wohnen suchen sollte. Darüber, welche Medikamente er mir verschreiben würde. Ich hörte gar nicht mehr richtig zu. Das Gerede wurde brutal vom Widerhall der Worte »hoffnungsloser Fall« übertönt. Bis jetzt war mir klar gewesen, dass mein Leben nicht unbedingt ein Sommerspaziergang gewesen war. Mir war auch klar gewesen, dass es schwierig werden würde, aus meiner Misere herauszufinden, aber trotzdem hatte ich immer noch einen Funken Hoffnung in mir getragen. Hoffnung auf ein »normales Leben«. Hoffnung auf ein bisschen Glück. Mir war das gar nicht wirklich bewusst gewesen. Das wurde es erst jetzt, als ich als hoffnungsloser Fall abgeschrieben wurde. Als der Funke erlosch.

4
Ekel:
Geparkt in der Sackgasse

Lange habe ich Ekel nur auf Dinge bezogen, die ich widerlich fand. Spinnen zum Beispiel. Ich habe mal gelesen, dass Menschen im Schlaf, ohne es zu merken, durchaus mal eine Spinne verspeisen, die ihnen über den Mund krabbelt. Ich neige dazu, mir sowas bildhaft vorzustellen. Wie die Spinne mit ihren sechs Beinen die Lippen erreicht, in die Mundhöhle krabbelt und die Zähne ihren Panzer knacken als wäre er eine gefrorene Praline. Bäh! Dieses Beispiel ist zugegebenermaßen sehr plakativ. Biologisch bedeutet Ekel wegstoßen. Isst man etwas, das nicht in den Magen gehört, wird es herausgewürgt. Es wird »weggestoßen« und aus dem Körper transportiert. Das ist nicht appetitlich, aber logisch. Kulturell bedeutet Ekel Grenzen setzen und Stopp sagen. Es geht darum, die eigene Wohlfühlzone zu verteidigen. Herauszufinden, wo diese Zone anfängt und aufhört, ist gar nicht so einfach. Erstens ist es individuell unterschiedlich, zweitens werden persönliche Stopp-Zonen schon früh durch Erziehung, falsche Vorbilder und sozialen Druck beeinträchtigt. Das kann dazu führen, dass die Überschreitung persönlicher Grenzen zur Gewohnheit wird. Dann wird Ekel zum Dauerzustand, und der Wegstoßreflex funktioniert nur noch in Extremsituationen. Was mich angeht, habe ich definitiv zu lange meine eigenen Grenzen verkannt. Die Spinne namens Ekel hatte mich fast vollständig im Netz der Isolation eingesponnen, bis mir klar wurde, dass sich etwas ändern musste.

Schwarze Szenen

Die Suche nach authentischen Gefühlen zieht sich wie ein roter Faden durch mein Leben. Sämtliche Phasen meiner Jugend waren davon geprägt. Durch das Spielen melancholischer Klavierstücke wollte ich meinen Kummer von innen nach außen wenden, mit traurigen Filmen versuchte ich, mich selbst zum Weinen zu bringen, das Ritzen war ein Versuch, meinen Körper mehr zu spüren, das Kiffen und Alkoholtrinken eine mögliche Methode, ihn zu entspannen. Am Ende blieben die Bemühungen aber mehr oder weniger erfolglos. Es gelang mir nie, wirklich die Kontrolle abzugeben und mich emotional fallen zu lassen. Genauso wenig schaffte ich es, eine Balance zwischen meinen inneren Empfindungen und deren äußerem Ausdruck herzustellen. Irgendwann rechnete ich nicht mehr damit, in direkten Kontakt mit meinen Gefühlen treten zu können. Ich dachte, ich sei dazu nicht fähig.

Das hieß aber nicht, dass das Thema dadurch uninteressant wurde. Im Gegenteil. Ich begann, wachsende Befriedigung daraus zu ziehen, authentische Gefühle bei anderen Menschen zu beobachten. Ich weiß noch, wie meine Mitschülerin Vanessa, die riesiger Whitney-Houston-Fan war, bei deren Lied »I Will Always Love You« immer anfing zu weinen. Ich verstand das nicht, weil ich den Song selbst gar nicht so ergreifend fand, aber ich spürte, dass Vanessas Tränen echt waren, und damit berührten sie auch mich. Ähnliche Erfahrungen machte ich mit Mats Nowak, einigen Leuten aus dem Rollenspiel-Bereich und den Mitpatienten aus der Psychiatrie. Im Alltag gab es natürlich trotzdem noch Irritationsmomente, bei denen ich spürte, dass Menschen ihre Emotionalität nur vortäuschten, dass sie aufgesetzt fröhlich waren oder anlassbedingt auf traurig umschalteten, ohne wahrhaftig Anteil zu nehmen. So etwas stieß mich ab. Auch weil es mich durcheinanderbrachte. Noch immer ließ es mich – wie damals in der Grundschule bei Melanie – an meiner eigenen Wahrnehmung zweifeln.

Kurz bevor ich zum psychiatrischen Härtefall erklärt wurde, machte ich unerwartet Bekanntschaft mit einer Welt, in der das offene Zurschaustellen von Gefühlen ein fester Bestandteil war. In gewisser Weise war es sogar ihr Motor. Dass ich Zugang zu dieser Welt erlangte, war Zufall. Ich hatte weder nach ihr gesucht, noch wäre ich von selbst auf die Idee gekommen, sie mir zu erschließen. Das hing auch damit zusammen, dass sie sich über ein Thema definierte, das mich zunächst wenig interessierte: Sex.

Mit Anfang 18 hatte ich eine Phase, in der ich am Wochenende öfter mit Kollegen in einer 99-Cent-Bar auf der Großen Freiheit rumhing. Rückblickend finde ich das ein bisschen absurd. Mit ihren hektisch blinkenden Neonfassaden, der lauten Musik und den brüllenden Menschenmassen, die sich von Club zu Club schieben, ist Hamburgs legendäre Partymeile bestimmt einer der stressigsten Orte, die es für Autisten auf dieser Welt gibt. Tatsächlich war das Gedränge und Geschubse auf dem Weg zur Bar auch jedes Mal eine Zerreißprobe für mich, aber die Neugier trieb mich weiter. Wenn ich erst mal in der Kneipe war, fühlte ich mich einigermaßen sicher. Zwar war die Musik scheußlich (meist liefen Schlager), und es gab immer irgendwelche besoffenen Vollidioten, die Ärger machten, aber ich wurde in der Regel in Ruhe gelassen. Mit Katja, mit der ich mich in der IT-Firma ein bisschen angefreundet hatte, hatte ich zudem eine feste Ansprechpartnerin. Das war beruhigend, auch wenn ich diese Sicherheit einer bekannten Person nicht häufig brauchte. Ich hatte auch so genug zu tun.

Die Abende in der 99-Cent-Bar waren ein bisschen wie die Kindergeburtstage von früher. Ich stand mit einem Glas Wasser am Rand, beobachtete das Partyvolk beim Singen und Tanzen und war damit eigentlich ganz happy. Zuzusehen, wie sich die Leute in Clubs im wahrsten Sinne des Wortes verrenken, hat ja durchaus einen Unterhaltungswert. In puncto authentisches Verhalten sind Tanzflächen die ultimativen Leerlaufzonen. Ich erlebte selten Menschen, die sich wirklich wohlzufühlen schienen, während sie ihre Hüften im Rhythmus der Musik von rechts nach links schwangen. Vielmehr schienen sich die meisten zu jeder Bewegung überwinden zu müssen. Sie wollten sich vergessen, aber gleichzeitig cool sein. Eigentlich ein Widerspruch in sich, oder? Jedenfalls klappte es nicht. Erst zu später Stunde fielen die Hemmungen, denn dann waren die Leute besoffen, und das Tanzen kostete sie keine Überwindung mehr. Dafür benahmen sie sich wie Trottel, und das hatte mit Authentizität dann auch wieder nichts zu tun. Leerlaufzone halt. Aber irgendwie interessant.

Ein anderes Phänomen war die Redseligkeit der Besoffenen. Damit musste ich erst umzugehen lernen. Anfangs freute ich mich, wenn zu später Stunde auf einmal Leute zu mir kamen und mir ihr Herz ausschütteten, obwohl wir uns gar nicht richtig kannten. Sie erzählten dann von Beziehungsproblemen und Körperkomplexen, von geheimen Fantasien und unerfüllten Träumen. Ich hörte mir das alles aufmerksam an. Wenn ich gefragt wurde, gab ich auch mal einen Tipp. Vor allem aber merkte ich mir, was die Leute mir erzählten. Und ich fragte nach, wenn wir uns das nächste Mal trafen. Ich empfand das als Akt der Höflichkeit. Manchmal auch als Zeichen von Fürsorge. Wenn einem jemand intime Dinge anvertraut, hat er ja wahrscheinlich ein Redebedürfnis und freut sich über eine gewisse Aufmerksamkeit. So stellte ich mir das zumindest vor. Trotzdem rannte ich mit meinen Nachfragen in der Regel mit Karacho gegen unsichtbare Mauern. Es kam mehrfach vor, dass darauf ein zickiges »Woher weißt du das denn?« folgte. Ich antwortete dann wahrheitsgemäß: »Von dir, du hast es mir doch letzten Samstag erzählt.«

Die Reaktionen darauf reichten von echtem Erstaunen über Leugnung bis hin zu einem achselzuckenden »Vergiss es einfach«. Danach gingen die Betroffenen demonstrativ auf Abstand, als wäre ich ihnen zu nahe getreten oder würde sie stalken. Das war für mich schwer zu verstehen. Ich hatte sie schließlich nicht dazu aufgefordert, mir ihre intimen Geheimnisse anzuvertrauen. Und wenn sie gar nicht darüber sprechen wollten, warum hatten sie es dann getan?

Es dauerte eine Weile, bis ich kapierte, dass die Offenbarung eines betrunkenen Menschen im Grunde ein »Wie geht's dir?« für Fortgeschrittene ist. In Wahrheit wollen die Leute sehr wohl über ihre Probleme reden, aber weil es ihnen unangenehm ist, tun sie es nicht. Außer eben, sie sind besoffen. Dann fallen die Hemmungen weg, und es werden achtlos Dinge ausgeplaudert, die sonst unter Verschluss bleiben. Wenn man die Plaudertaschen dann im nüchternen Zustand auf ihre Geständnisse anspricht, fühlen sie sich ertappt und geben einem das Gefühl, indiskret zu sein. Damit wollen sie sich wohl selbst schützen, bestrafen aber eigentlich nur den anderen für ihre eigene Achtlosigkeit. Ich finde das unfair und dumm. Am Ende stehen sich diese Leute ja vor allem selbst im Weg. Sie verleugnen ihre Probleme und machen sie damit wahrscheinlich nur noch größer. Eigentlich ist das natürlich nicht mein Problem. Wenn ich mich nach einer schroffen Zurückweisung wie ein Stalker oder ein Idiot fühle, aber irgendwie doch.

Bei den Ausflügen auf die Große Freiheit trug ich immer die gleichen Klamotten: schwarze Jeans, schwarzes T-Shirt, schwarzen Mantel, schwarze Schuhe. Ich weiß das so genau, weil ich mich damals gerade erst bewusst für dieses Outfit entschieden hatte. Ich hatte Schwarz als »meine« Farbe entdeckt. Es war schlicht, es war unaufdringlich, es beruhigte mich. Oder um es anders auszudrücken: Es war unbunt. Das passte zu mir. Ich hasste grelle Farben. Die schwarzen Klamotten gaben mir eine gewisse Sicherheit. Sie waren nicht wie die Baggy-Pants und Hip-Hop-Shirts, in die ich mich während meiner Schulzeit gezwängt hatte, weil sie der aktuellen Mode entsprachen, in denen ich mich aber immer wie ein verkleideter Clown gefühlt hatte. Schwarz war anders. Damit fühlte ich mich wohl.

Mir war von Anfang an bewusst, dass manche Leute mein Outfit als »zu finster« empfanden. Wie das genau gemeint war, verstand ich nie, aber für mich klang es erst mal gar nicht schlecht. Dass mein unbuntes Auftreten darüber hinausgehende Signale aussandte, begriff ich erst, als ich Valerie kennenlernte. Valerie war eine Freundin von Katja. Sie wurde mir eines Abends in der 99-Cent-Bar vorgestellt, und wir verstanden uns auf Anhieb. Valerie war keine dieser Personen, die erst anfingen zu reden, wenn sie betrunken waren. Sie trank keinen Alkohol, aber sie hatte trotzdem jede Menge zu erzählen. Geheimnisse schien sie keine zu haben. Außerdem kannte sie sich mit Online-Rollenspielen aus, wir hatten also ein gemeinsames Thema. Die Zeit verging wie im Flug.

Als wir uns am Ende des Abends verabschiedeten, fragte Valerie mich, ob ich am nächsten Wochenende mit ihr ins *Catonium* kommen wollte. Da gäbe es eine Party, die mir sicher gefallen würde. Ich hatte noch nie von dem Club gehört, aber ich freute mich. Es kam ja nicht besonders häufig vor, dass ich spontan auf Partys eingeladen wurde. Außerdem hatte ich Lust, Valerie wiederzusehen. Ich sagte zu.

Am folgenden Samstag stand ich um 22 Uhr vorm *Catonium* und wartete. Zum Glück hatte ich den Club vorher gegoogelt, deshalb trug ich nicht mein schwarzes Standard-Outfit, sondern Anzug, da es an diesem Abend einen Dresscode gab. Das *Catonium* war ein BDSM-Club, in dem bei unterschiedlichen Motto-Abenden verschiedene sexuelle Fetische zelebriert wurden. Hier fanden Fessel-Workshops und Bondage-Stammtische, Leder-Events und Swinger-Partys statt. Die Veranstaltung an diesem Samstag war vergleichsweise harmlos. Sie hieß »SinInSane« und war als Crossover-Tanzabend für jüngere BDSM- und Gothic-Anhänger konzipiert. Laut Dresscode waren Jeans und T-Shirt tabu. Erlaubt waren dagegen Uniformen, Burlesque-Style, Kinky-Dress, Fetischklamotten und eben Anzüge. Ich war froh, dass Letztere in der Liste auftauchten, sonst hätte ich überhaupt keine passenden Klamotten gehabt.

Valerie erschien mit einem langen Rock und einer schwarzen Korsage, die ihre schlanke Taille zur Geltung brachte. Ihre braunen Haare waren zu einem strengen Dutt gebunden, ihre Lippen schwarz geschminkt. Sie sah schön aus, was ich ihr auch sagte. Danach war meine nächste Frage: »Wie bist du eigentlich auf die Idee gekommen, dass diese Party für mich interessant sein könnte?«

»Was ist denn das für eine blöde Frage?«, lachte sie mich an. »Es war ja nicht so schwer zu erkennen, dass du Gothic-mäßig unterwegs bist. Und nach dem, was du erzählt hast, dachte ich mir schon, dass du auch auf BDSM stehst.«

Ich nahm das zur Kenntnis. Die Wahrheit war zwar, dass ich weder Gothic-mäßig unterwegs war, noch auf BDSM stand, dass ich streng genommen von beidem nicht den leisesten Schimmer hatte, aber das musste ich Valerie ja nicht auf die Nase binden. Vielleicht wusste sie ja mehr über mich als ich selbst, dachte ich. So falsch war dieser Gedanke gar nicht.

Der Abend war ziemlich denkwürdig. Das Erste, was ich sah, nachdem wir den Einlass hinter uns gelassen hatten, war ein Typ, der an der Bar im Vorraum saß und eine Frau fingerte. Danach war ich erst einmal geschockt. Dass Menschen so offen mit Sexualität umgehen, hatte ich noch nie erlebt. In Filmen wurde ausgeblendet, wenn es zu explizit wurde, in der Realität kamen Körper und Sexualität in meiner Wahrnehmung eigentlich nur in gestellten Posen vor. Hier war nichts gestellt. Die Frau an der Bar war völlig in sich selbst versunken. Sie achtete nicht darauf, was um sie herum passierte. Ihre Augen waren geschlossen, ihr Mund leicht geöffnet, ihre Unterlippe zitterte ein wenig. Sie drängte sich ihrem Partner willig entgegen. Ob sie stöhnte, konnte ich wegen der lauten Musik, die aus dem Inneren des Clubs in den Vorraum wummerte, nicht hören. Aber das musste ich auch gar nicht. Ich spürte ihren Genuss und ihre ungekünstelte Lust auch so. Sie schien losgelöst von allen Zwängen.

Ich weiß nicht, wie lange ich dastand und die beiden anstarrte. Um ehrlich zu sein, erinnere ich mich an den weiteren Verlauf des Abends generell nur noch bruchstückhaft. Der Club war ein Labyrinth aus Nischen, Treppen und Vorhängen. Neben dem Hauptraum mit der Tanzfläche, über der ein riesiger Kronleuchter prangte, gab es zwei Etagen, in denen alle möglichen Motto-Räume und Lounges zum Rückzug einluden. Die Einrichtung orientierte sich am wuchtigen Stil mittelalterlicher Burgen und Schlösser. Die Beleuchtung war dämmerig rot, pink und blau. Anfangs fühlte ich mich ein bisschen, als wäre ich bei lebendigem Leib in die Welt von *Everquest II* eingetaucht. Aber dieser Gedanke trat bald in den Hintergrund.

Zwei Eindrücke, die sich mir an diesem Abend besonders einbrannten, waren die Frau, die sich auspeitschen ließ, und das würgende Pärchen. Das waren Bilder, die hängen blieben, weil sie über die reine Visualität hinausgingen. Es ging ein Gefühl von ihnen aus. Eine verstörende Wahrhaftigkeit, die mich nachhaltig beschäftigte. Die Frau, die sich auspeitschen ließ, war in einem der oberen Räume an den Handgelenken an ein Andreaskreuz gefesselt. Wehrlos empfing sie die Schläge ihres Begleiters. Er benutzte einen Flogger, also eine Peitsche mit mehreren, eher weichen Lederriemen, die keine starken Schmerzen bereiten, solange man nicht richtig weit ausholt. Trotzdem jagte jedes Mal ein kleines Beben durch den Körper der Frau, sobald das Leder ihre Haut berührte. Anders als bei der Dame an der Bar herrschte hier keine völlige Gelöstheit, eher eine gespannte Erwartung. Es war nicht nur Genuss im Spiel, sondern auch ein gewisses Maß an Angst oder Respekt, das sich auf die nähere Umgebung übertrug. Zumindest auf mich.

Das würgende Pärchen lehnte in einem kapellenartigen Gotikraum an der Wand und knutschte. Die Frau hatte beide Hände um den Hals des Mannes gelegt. Zwischendurch hielt sie beim Küssen inne, festigte den Griff um den Hals ihres Freundes und drückte zu. Er wehrte sich nicht. Er ließ es geschehen, dass sie ihn würgte, und sah ihr dabei die ganze Zeit in die Augen. Er schien gleichzeitig konzentriert und abwesend zu sein. Als ich bemerkte, dass seine Adern im Gesicht hervortraten, wäre ich fast dazwischengegangen. In dem Moment ließ die Frau los. Für ein paar Sekunden sahen sich die beiden fragend und ein bisschen erschöpft an. Dann lächelten sie und küssten sich wieder.

Als ich mit Valerie über diese Eindrücke sprach, war sie erstaunlich abgeklärt. Zum Peitschen meinte sie, sie stehe nicht auf Flogger, sondern möge es lieber etwas härter. Als ich mich nach dem Würgen erkundigte, das ich ungleich krasser fand, winkte sie ab: »Ja, ja, Würgen, Knebeln, Atemkontrolle und der ganze Scheiß. Um ehrlich zu sein, verstehe ich nicht, was alle daran so toll finden.«

»Ach«, wunderte ich mich. »Finden das denn alle so toll?«

Sie lachte nur und rückte ihre Korsage zurecht: »Na, dich scheint's ja irgendwie auch anzumachen.«

Über diese Aussage dachte ich noch Wochen später nach. Eigentlich stimmte sie nicht. Ich konnte nicht behaupten, dass mich das Treiben auf der Party wirklich angemacht hätte. Zumindest nicht im sexuellen Sinne. Mich faszinierte vielmehr die Offenheit, mit der die Menschen hier ihre Körper zeigten und sprichwörtlich einsetzten, um auf diesem Weg existenzialistische Empfindungen wie Angst, Schmerz oder eben Lust zu erzeugen. Für jemanden wie mich, der immer die Frage im Hinterkopf hatte, wann Gefühle echt waren und wie sie entstanden, war das spannend. Aber es war auch sehr neu und ein bisschen überfordernd. Ich selbst wurde in dieser Nacht nicht aktiv. Weder mit Valerie noch mit irgendjemand anderem. Irgendwann ergriff ich die Flucht. Allerdings nicht, weil mich das Sexuelle abstieß, sondern weil es generell so voll wurde, dass mich die Menschenmassen zu stressen begannen. Ein altbekanntes Problem zwang meine Neugier auf die Mysterien des *Catoniums* in die Knie. Ich ging ihr in den folgenden Tagen trotzdem weiter nach.

Im Internet las ich mir all das Wissen an, das ich bisher nicht hatte. Erst jetzt lernte ich zwischen einem Flogger und einer Bullwhip zu unterscheiden, erst jetzt erfuhr ich, was Valerie mit »Atemkontrolle« gemeint hatte, und erst jetzt wurde mir wirklich klar, dass all diese Praktiken nur möglich waren, weil sie auf dem Einverständnis der Akteure basierten. Beim BDSM wurden Handlungen, die unter anderen Umständen als Körperverletzung oder Erniedrigung gegolten hätten, dadurch legitimiert, dass die Beteiligten sich darauf einigten. Sie wollten es so. Wer sich im BDSM-Kontext auspeitschen, würgen oder fesseln ließ, gab dem Partner die Erlaubnis, ihm Schmerzen zuzufügen oder ihn zu demütigen, und empfand dabei in der Regel sogar Befriedigung und Lust. Dass aus einem solchen Pakt ein starkes Gefühl von Nähe und Verbundenheit resultierte, leuchtete mir ein. Dass dafür eine große Offenheit und Klarheit im Umgang mit dem eigenen Körper und der eigenen Sexualität nötig war, ebenfalls. Dadurch erklärte sich auch die Intensität, mit der ich die Gefühle der Peitschenfrau und der Würger wahrgenommen hatte.

Es dauerte noch eine ganze Weile, bis ich mir zutraute, BDSM-Praktiken im Selbsttest auszuprobieren. Zwischen jenem ersten Abend im *Catonium* und meinem ersten eigenen Flogger lagen die Psychiatrie, die Entmündigung und mein Auszug von zu Hause. Die Auseinandersetzung mit dem Thema begann aber ohne Frage in dieser Nacht. Es lief dennoch auch danach nie etwas zwischen Valerie und mir. Es war schnell klar, dass wir in erster Linie platonisch miteinander harmonierten. Wir mussten nicht rummachen, um offen miteinander reden zu können. Ich lernte viel von Valerie – gerade im BDSM-Bereich. Manchmal nahm ich ihre abgeklärten Aussagen allerdings auch ein bisschen zu wörtlich.

Im Rahmen meiner theoretischen Feldforschung veranlasste mich Valeries Bemerkung, dass alle Leute aufs Würgen stehen zum Beispiel dazu, meine Schwester zu fragen, ob es ihr auch so ging. Diese Situation werde ich nie vergessen. Ich saß mit Mirjam und ihrem damaligen Freund beim Sushiessen. Wir hatten uns mal wieder nicht viel zu sagen, deswegen wurde wenig geredet. Das war ich gewohnt, und es belastete mich nicht. Aber weil mir sowieso schon den ganzen Tag das vermeintliche Massenphänomen der Lust am Würgen durch den Kopf ging, dachte ich, ich könnte die Unterhaltung mit einem konstruktiven Redebeitrag in Gang bringen. Mir schien das folgerichtig. Ich, der noch nie eine Beziehung oder richtigen Sex gehabt hatte, wollte wissen, was Pärchen so toll daran fanden, wenn der eine Partner dem anderen die Luft abschnürte. Um das zu erfahren, musste ich ein Pärchen fragen. Hier saß eines direkt vor meiner Nase. Meine Schwester und ihr Freund. Volltreffer!

Also wandte ich mich nach fünf stummen Minuten, in denen wir schweigend unser Sushi gekaut hatten, an Mirjam und fragte: »Magst du es denn eigentlich auch, beim Sex gewürgt zu werden?«

Die Frage haute voll rein. Mirjam fiel fast das Sushi aus dem Mund, und ihr Freund machte ein Gesicht, als würde er mir im nächsten Moment eine kleben. Von einer Sekunde auf die andere wurde mir klar, dass ich wohl mal wieder eine Riesendummheit begangen hatte. Worin genau diese Dummheit bestand, begriff ich allerdings nicht auf Anhieb. Ich hatte die Frage völlig ernst gemeint. Sie war nicht als Provokation oder Verarschung gemeint gewesen. Sie war einfach nur ein Ausdruck meiner aktuellen Gedanken. Dass meine Familie BDSM verwerflich finden könnte, war mir bis jetzt nicht in den Sinn gekommen. Wie auch? Wir hatten ja nie über das Thema geredet.

Das änderte sich nach dem Sushiessen. Es folgte ein regelrechtes Tribunal, bei dem meine Mutter und meine Schwester mir einen Vortrag darüber hielten, wie »krank« und »scheußlich« BDSM sei und dass sie es als »Folter« empfanden. Offenbar hatten sie das Prinzip des Einverständnisses der Akteure noch nicht begriffen. Die Unterhaltung endete damit, dass ich sagte: »Das ist meine Sexualität, und ich lasse mir von euch nicht vorschreiben, wie ich sie auslebe.« Eigentlich ein absurder Satz, wenn man bedenkt, dass ich sie noch nicht einmal ausgelebt hatte. Andererseits war er auch ein Grund, es zu tun. Bis es dazu kam, dauerte es aber noch. Ich musste erst aus diesem Irrenhaus in ein anderes umziehen.

Seelisch behindert

»Aus hiesiger Sicht ist die schnellstmögliche Unterbringung von Herrn Wahl in einer Einrichtung oder Wohngruppe außerhalb Hamburgs mit pädagogisch qualifizierter Betreuung rund um die Uhr dringend notwendig [...] Sicher wäre eine therapeutische Einrichtung wünschenswert, jedoch mangels Motivation seitens Herrn Wahl wegen jahrelang stattgehabter Therapien nicht sinnvoll.«

Mit diesen Worten endete eine zweiseitige Stellungnahme, die mir der Jugendpsychiatrische Dienst des Bezirksamts Wandsbek im August 2009 zukommen ließ. Damit waren die Weichen gestellt, und ich würde bei meiner Mutter ausziehen. Der Umzug ins betreute Wohnen war die erste und vielleicht sinnvollste Maßnahme, die Reinhold Liebig in seiner Funktion als mein Betreuer für mich absegnete. Nach dem Ärger mit den Schulden und der Entmündigung war das Klima zwischen meiner Mutter und mir endgültig vergiftet. Hatte ich die Situation vorher nervig empfunden, so fand ich sie jetzt unerträglich. Ich musste dort weg.

Schon bevor das Betreuungsverfahren abgeschlossen war, flüchtete ich jeden Tag in die Tagesklinik von Professor Hempel, der mich nach dem diagnostischen Todesstoß ein zweites Mal nach Bargfeld-Stegen überwies. Ich war völlig desillusioniert, als ich in der Klinik ankam, aber immerhin setzte ich diesmal meine Aufnahme auf Station F durch. So konnte ich an Beschäftigungsmaßnahmen teilnehmen – mit durchwachsenem Erfolg. Malen war nicht mein Ding. Einmal gab ich ein komplett weißes Blatt ab, ein anderes Mal ein komplett schwarzes. Die Kunsttherapeutin wollte da dann irgendetwas hineininterpretieren, aber das blockte ich ab. Die einzige Information, die diese Blätter enthielten, war, dass mir nichts anderes eingefallen war und ich unbunt besser fand als bunt. Ende der Botschaft. Dann kam Musiktherapie. Dort wurde getrommelt. Minutenlang saßen wir im Kreis und trommelten. Nicht in einem bestimmten Rhythmus, sondern wie wir lustig waren. Ich fand das auf Dauer seltsam und langweilig. Badminton hingegen mochte ich. Schon dass der Federball in der Fachsprache Shuttle-Cock hieß, fand ich interessant. Pendel-Hahn! Das klang irgendwie behämmert, aber wenn man bedachte, dass der trichterförmige Fächer, der bei unseren Bällen aus Plastik war, in den Tagen der Erfindung des Spiels aus Hühnerfedern bestanden hatte, ergab der Name auf einmal Sinn. Beim Spielen fand ich spannend, wie die Kraft abgedämpft wurde, wenn man richtig auf den Shuttle-Cock draufkloppte, aber auch wie sie sich potenzierte, wenn man nur ganz zart zuschlug. Gleichzeitig war es interessant zu beobachten, dass ich immer dann am besten traf, wenn ich nicht über den Schlag nachdachte. Überlegte ich mir vorher genau, welche Flugbahn der Ball hatte und wie ich ihn annehmen wollte, haute ich mit großer Sicherheit daneben. Agierte ich dagegen in hektischen Situationen unüberlegt und aus dem Bauch heraus, erwischte ich den Shuttle-Cock fast immer. Heute scheint mir das ein treffendes Sinnbild für die Kluft zu sein, die das Ignorieren des Bauchgefühls zwischen uns und unsere Gefühle treibt. Damals dachte ich über so etwas aber noch nicht nach.

Was die Mitpatienten anging, war mein zweiter Bargfeld-Stegen-Aufenthalt nicht so harmonisch wie der erste. Das lag aber nicht an Station F, sondern daran, dass ich das Pech hatte, eine sehr zänkische Patientenriege erwischt zu haben. Neben nur einem weiteren männlichen Klinikbewohner und mir bestand die Belegschaft aus 18 Frauen, die sich permanent wegen jeder noch so kleinen Banalität ankeiften. Hatte die eine der anderen den rötesten Apfel aus der Obstschale mit Absicht vor der Nase weggeschnappt? Ließ Nummer drei die Tür zum Flur vorsätzlich offen stehen, weil sie wusste, dass Nummer vier der dadurch entstehende Luftzug störte? Sollte auf dem Gemeinschaftsfernseher am Abend die Model-Show oder der Krimi geguckt werden? Es gab immer irgendeinen Grund zu streiten. Das nervte. Allerdings beschäftigte es mich auch nicht weiter. Es gab Wichtigeres zu tun, als sich über die streitenden Mitpatientinnen zu ärgern.

Bei diesem Klinikaufenthalt gab es gute, zielorientierte Therapiegespräche über die Wohnsituation bei meiner Mutter und den ständigen Streit zu Hause. Schon Professor Hempel hatte mir aus diesem Grund zum Umzug in eine betreute Wohngemeinschaft geraten. Auf diesem Vorschlag bauten wir nun auf. Ich war zwar volljährig, aber infolge der Entmündigung und meiner gesundheitlichen Situation war die Option auf eigenen Verdienst und eine eigene Wohnung unrealistisch. Also gab es eine Anfrage beim Allgemeinen Sozialen Dienst, der in Hamburg für die Vermittlung in Eltern-Kind-Konflikten zuständig ist. Auf diese Anfrage folgte ein Gespräch mit einem Fachmann der Jugendpsychiatrischen Abteilung, das wiederum zu dem zuvor zitierten Schreiben führte.

Danach galt es nur noch, eine WG zu finden, die für meinen Fall passte. Wie schon bei der Verbindung zwischen Professor Hempel und dem Heinrich-Sengelmann-Krankenhaus wurde auch hier auf eine Infrastruktur zurückgegriffen, die aus Einrichtungen bestand, die der Klinik angegliedert waren. Ich war erstaunt, wie breit sie aufgestellt waren. Es gab Frauen-Wohnen, Junge-Erwachsenen-Wohnen, ein Haus für Entgiftungspatienten, ein Wohnheim mit psychosozialer Betreuung, ambulante Hilfe und Wohngemeinschaften für Menschen mit psychischen Krisen und Suchtproblematik. Ich war ein Fall für Letztere. Konkret zählte mich der Jugendpsychiatrische Dienst zum »Personenkreis« der Jugendlichen, die laut § 35 im Achten Buch des Sozialgesetzbuches »einer intensiven Unterstützung zur sozialen Integration und zu einer eigenverantwortlichen Lebensführung bedürfen«. Die Stellungnahme fand allerdings auch eine sehr viel simplere Formulierung für meinen Status. Sie lautete: »Er ist seelisch behindert.«

Hamburger Straße

Der erste Mitbewohner, der mir beim Einzug ins betreute Wohnen über den Weg lief, war Jonas. Er sah aus wie eine spindeldürre Version meiner selbst. Auch er war ganz in Schwarz gekleidet, und genau genommen war er nicht mein Mitbewohner, sondern mein Nachbar. Der Wohnverbund, in den ich nach wochenlanger Hin-und-Her-Schreiberei zwischen den Behörden im Februar 2010 endlich einziehen konnte, lag in Bad Oldesloe und bestand aus zwei schlichten verputzten Häusern am Stadtrand. Das erste stand in der Hamburger Straße 82, das zweite in der Hamburger Straße 105. Ich zog in die 105, Jonas wohnte in der 82. Zu meiner Ankunft war er von den Betreuern losgeschickt worden, um mir beim Möbelschleppen und Auspacken zu helfen. Lange hatten wir nicht zu tun. Ich nahm nur wenig aus meinem alten Leben mit ins neue: mein Bett, einen Schreibtisch, meinen PC, Klamotten. Das war's. Ein Kleiderschrank war in dem kleinen Zimmer, das mir in der ersten Etage zugeteilt wurde, bereits vorhanden. Wir waren also schnell fertig mit dem Einzug.

Während ich an diesem Vormittag kaum ein Wort herausbrachte, redete Jonas umso mehr. Er erzählte, dass meine Zimmernachbarn Mathis Volker und Justin Balke ein bisschen creepy, aber einigermaßen in Ordnung seien, dass er selbst in der 82 mit der dummen Antje und dem Alkoholiker Luis sehr viel schlechter dran war, dass Bad Oldesloe ein ödes Kaff sei, dass er selbst bei jeder sich bietenden Gelegenheit nach Lübeck abhaute, wo er am Wochenende als DJ arbeitete, und dass er mich gerne im *Empress* – so hieß der Club, in dem er auflegte – auf die Gästeliste setzen könnte. Danach verlor sich sein Monolog in Erzählungen über alle möglichen Bands, bei denen er selbstverständlich davon ausging, dass ich sie kannte: Subway to Sally, Flogging Molly, Schandmaul, ASP ... Mit Jonas war es ein bisschen wie mit Valerie. Weil ich schwarze Klamotten trug, ordnete er mich automatisch in die Gothic-Schublade ein, ohne dass es gerechtfertigt war. Abgesehen von flüchtigen Berührungspunkten und der Recherche zum Thema BDSM war mir die Szene noch immer fremd, aber das störte mich nicht. Hauptsache war, dass ich Jonas nett fand. Er war ein sympathischer Türöffner für die neue Umgebung, und wir freundeten uns schnell an. Er sollte mir in meiner Hamburger-Straße-Zeit zu ein paar wirklich schönen Momenten verhelfen. Er brockte mir allerdings auch den größten Fehler meines Lebens ein.

Meine Freude darüber, von zu Hause weg zu sein, wich sehr bald der Erkenntnis, dass das Leben in einer Wohngemeinschaft für junge Erwachsene mit Alkohol-, Drogen- und Psycho-Problemen auch nicht unbedingt der Himmel auf Erden war. Die WG war das komplette Gegenteil zum sauberen, überordentlichen und (lässt man die Streitereien mal außen vor) ruhigen Haushalt meiner Mutter. Die Hütte war lärmig, unordentlich und dreckig.

Direkt gegenüber von meinem Zimmer wohnte Mathis Volker. Er war groß, dürr, trug kurzes blondes Haar und Brille. Vor allem aber trug er einen grünen Blaumann und einen grünen Pullover, die er tagelang nie auszog. Morgens ging er in den Klamotten zu seiner Arbeit in einer Gärtnerei, nachmittags kehrte er in ihnen zurück und legte sich mit ihnen ins Bett. Dort schlief er irgendwann, eingelullt von Antidepressiva, ein. Manchmal kam auch seine Freundin vorbei, bei der ich wegen ihres starken sächsischen Dialekts kein Wort von dem verstand, was sie erzählte. So oder so marschierte Mathis am nächsten Morgen erneut in Blaumann und Pullover los. Duschen war nicht sein Ding, putzen auch nicht. In diesem Punkt glich er Justin, der im Zimmer rechts neben mir wohnte und optisch das genaue Gegenteil von Mathis war. Justin war klein und dick und lief immer in Dickie's-Pullover und Jogginghose herum. Er war starker Raucher und hatte ein Alkoholproblem.

Es war nicht ungewöhnlich, dass er am Wochenende zwei Flaschen Korn trank. Alkohol war laut offiziellen WG-Regeln zwar streng verboten, doch das kümmerte Justin nicht. Man merkte ihm seinen Suff allerdings auch selten an, denn wo ich nach zwei Flaschen Korn tot in der Ecke gelegen hätte, konnte er immer noch geradeaus gehen und war mehr oder weniger ansprechbar. Nur manchmal rastete er im betrunkenen Zustand unvermittelt aus und schrie entgegen seinem sonst sehr ruhigen Naturell das ganze Haus zusammen. Doch das passierte selten. Meist saß Justin nur stumm am Computer und zockte vor sich hin. Er spielte genauso viel wie ich, allerdings war er nicht auf Rollenspiele spezialisiert, sondern im Shooter-Bereich unterwegs. Ich mochte ihn trotzdem. Jonas behielt recht damit, dass meine Mitbewohner im Großen und Ganzen in Ordnung waren.

Das änderte allerdings nichts daran, dass es mich sehr bald höllisch nervte, ständig damit beschäftigt zu sein, Justins im Gemeinschaftsbad vergessene Schnapsflaschen unauffällig zu entsorgen, Mathis' Haare im Waschbecken wegzuspülen oder ihrer beider dreckiges Geschirr in der Gemeinschaftsküche abzuwaschen. Ich hätte das nicht tun müssen, tat es aber oft. Ich war nun mal der Einzige in der WG, der an einem gewissen Maß an Sauberkeit interessiert war, und es wurde schnell klar, dass Selbermachen deutlich weniger anstrengend war, als Diskussionen vom Zaun zu brechen.

Meine Reinlichkeit führte dazu, dass ich mich mit Jutta Wiese anfreundete. Jutta war eine Rentnerin aus der Nachbarschaft, die einmal die Woche in die WG kam, um zu putzen und für uns zu kochen. Ich half ihr immer, und dabei redeten wir über viele verschiedene Dinge. Über das Leben, über Bad Oldesloe, über unsere Biografien. Die Unterhaltungen mit Jutta waren ein schönes Kontrastprogramm, da bei den Gesprächen mit den Mitbewohnern in der Küche vor allem über Krankheiten und Medikamente gesprochen wurde. Das fand ich nicht nur destruktiv, sondern auch sterbenslangweilig, deshalb hielt ich mich meistens heraus. Der WG-Alltag war auch so trist genug.

Zu meinem Entsetzen lautete eine der ersten Ansagen, die die Betreuer nach meinem Einzug an mich herantrugen: »Wir lassen Sie zunächst in Frieden. Die meisten brauchen ein Jahr, bis sie sich an das Leben in der WG gewöhnt haben, also ganz sinnig, kommen Sie erst mal an.«

Ankommen? Ich war doch da. Gewöhnen? Zu sehr wollte ich mich gar nicht an die Kranken-WG gewöhnen. Und »sinnig«? Statt in der Sinnlosigkeit zu verharren, die Professor Hempel meinem Dasein attestiert hatte, hätte ich es begrüßt, wenn man mit mir Perspektiven erarbeitet hätte, die auf eine neue Teilhabe an der Gesamtgesellschaft abzielten. Ich war der Meinung gewesen, dafür wären die Betreuer da, doch da hatte ich mich wohl geirrt. Sie kamen lediglich zweimal die Woche in der WG vorbei, um nach dem Rechten zu sehen und organisatorische Gespräche über Finanzen, Arztbesuche und Medikamente zu führen. Zusätzlich gab es einen Tag, an dem wir alle miteinander einkaufen gingen, damit etwas zu essen im Haus war. Viel mehr passierte nicht. Die Gesprächstermine hatten obendrein das Manko, dass ich mich nach ihnen schlechter fühlte als vorher, was am Tonfall lag. Im Gegensatz zu den Unterhaltungen mit Jutta gab es bei den Zusammenkünften mit den Sozialpädagogen eine klare und überdeutlich spürbare Hierarchie: Sie waren die Betreuer, wir waren die Kranken. Es fehlte die Augenhöhe und damit jegliche Motivation.

Inzwischen denke ich, dass die Grenzen, an die ich im WG-Alltag stieß, einerseits symptomatisch für meine persönliche Situation waren, aber auch repräsentativ für generelle Probleme im Umgang mit psychisch Kranken und Behinderten in unserer Gesellschaft. Ich hatte damals ständig das Gefühl, dass wir gar nicht für das »wahre Leben« fit gemacht werden sollten, sondern eher systematisch aus ihm herausdirigiert wurden.

Dieser Verdacht erhärtete sich, als man mich testweise in einem Gartenprojekt einsetzte, das speziell für die Bewohner der Hamburger-Straße-WGs eingerichtet worden war. Dort zeigte uns ein Mann vom Gartenbauamt eine Stunde lang, wie man Erde von einem Topf in den anderen hinüberschaufelte. Anschließend waren wir uns fünf Stunden lang selbst überlassen. Das bedeutete, dass keiner mehr schaufelte. Alle standen nur noch herum, rauchten und führten die üblichen Unterhaltungen über Krankheiten und Psychopharmaka. Das war mir zu blöd. Es ergab für mich schlicht keinen Sinn, an einer Beschäftigungsmaßnahme teilzunehmen, bei der ich nicht beschäftigt war. Schon am zweiten Tag boykottierte ich das Gartenprojekt. Als die Betreuer mich dafür tadelten, sagte ich ihnen, dass ich durchaus bereit war zu arbeiten, aber dass ich mir für eine solche Form des Zeittotschlagens zu viel wert sei. Das wurde mir als Arroganz ausgelegt. Die Folge war, dass ich mit Missachtung gestraft und überhaupt nicht mehr beschäftigt wurde. Vielleicht gab es auch keine Alternativen. Fakt war jedenfalls, dass ich in der WG saß, zockte, Filme guckte, mich mit Essen vollstopfte und darüber wahrscheinlich in kürzester Zeit komplett verblödet wäre, wenn es in der monotonen Dumpfheit nicht einen Fluchtpunkt gegeben hätte: Jonas.

Es dauerte nicht lange, bis es zu einem täglichen Ritual wurde, dass ich die Nachmittage und oft auch die Abende in der 82 verbrachte. Wir saßen in Jonas' Zimmer, blödelten rum, redeten oder hörten Musik. Viele der Bands, von denen er mir bei meinem Einzug erzählte hatte, lernte ich selbst zu schätzen. Besonders den Krabat-Liederzyklus von ASP wollte ich immer wieder hören.

Manchmal, wenn ich nach einer abendlichen Musiksession mit klingenden Ohren durch den Mondschein zurück zur 105 stolperte, kam es mir vor, als ob unser Wohnverbund der seelisch Behinderten dem Zirkel der Zaubererbrüder aus der Krabat-Sage gar nicht unähnlich war. Wie die Zaubererbrüder dienten auch wir jeden Tag einer nicht greifbaren Macht, von der keiner genau wusste, ob sie uns emporheben oder zerstören wollte. Wie die Zaubererbrüder waren auch wir eine Gemeinschaft gestrandeter Ausgestoßener. Und wie sie verwandelten auch wir uns Nacht für Nacht in Raben der Dunkelheit, von denen jeder auf seine Weise versuchte, den Bann der eigenen Dämonen zu brechen – Jonas und ich mit Musik, Mathis mit Antidepressiva, Justin mit Schnaps.

Wenn ich am nächsten Morgen aufstand und dem faden WG-Alltag ohne silbernen Mondschein und schmeichelnde Nachtschatten entgegentrat, war von der Krabat-Romantik logischerweise nichts mehr übrig. Dann wirkten Mathis mit dem grünen Blaumann und Justin mit der Alkoholfahne nicht mehr mystisch, sondern deprimierend, und die Flaschen und Pillendosen im Bad erinnerten mich unerbittlich daran, dass wir es hier nicht mit schwarzer Magie zu tun hatten, sondern mit Alkohol- und Psycho-Problemen.

Doch dann kam Jutta und brachte einen Lichtblick. Dann die Betreuer, die mich wieder runterzogen. Dann der obligatorische Arzttermin mit der Medikamentenkontrolle. Dann wieder das gemeinsame Einkaufen, die Gespräche über Krankheiten in der Küche und jeden Tag die Flucht in die 82. Schon nach zwei Monaten hatte mich die Monotonie des WG-Alltags so dermaßen im Griff, dass mir schleierhaft war, wie sehr ich in den folgenden zehn Monaten noch »ankommen« sollte, ohne dass mich das unscheinbare, verputzte Haus mit der Nummer 105 auffraß oder zwischen seinen Mauern zermalmte.

Um nicht wahnsinnig zu werden, fuhr ich jetzt ab und zu mit nach Lübeck. Ins *Empress*, zu den Partys, bei denen Jonas als DJ auflegte. Das war eine nette Abwechslung. Das *Empress* war eine kleine, aber geräumige Disco, die berühmt war für ihre schwarzen Nächte. Mir gefiel es dort. Es gab zwei Tanzflächen, eine Außenterrasse und jede Menge Sitzgelegenheiten. Statt am Rand zu stehen, konnte ich die Abende gemütlich damit zubringen, mit meinem Wasser im Sessel zu sitzen und Jonas' Musik zu lauschen. Das war entspannt. Für eine Party vielleicht sogar ein bisschen zu entspannt. Bei meinen ersten drei *Empress*-Besuchen schlief ich jedes Mal irgendwann ein. Ich fand das angenehm, auch wenn ich dadurch zunächst einiges verpasste. Zum Beispiel Sophie. Sie war Jonas' beste Freundin, auf die er große Stücke hielt. Er beschrieb sie mit den Worten: »Sie sieht aus wie Schneewittchen, kann aber feiern wie ein Kerl.«

Auf unseren Fahrten nach Lübeck schwärmte er jedes Mal, dass ich Sophie unbedingt kennenlernen müsste. Doch dann war immer der Wurm drin. Bei meinem ersten Besuch kam sie nicht, bei meinem zweiten verschlief ich sie, beim dritten verpassten wir uns irgendwie immer. Dann kam der vierte. Da klappte es. Ich saß mal wieder im Sessel und wunderte mich über das Tanzverhalten der Gothic-Jünger, die während der Songs total abgingen, aber sobald der letzte Ton verklungen war, in sich zusammenfielen wie menschliche Kartenhäuser und in Masken tiefster Depression erstarrten. Da huschten im blauen Tanzflächenlicht auf einmal zwei Silhouetten durch den Trockeneisnebel. Die erste gehörte Jonas, die zweite einer Frau. Beide eilten direkt auf mich zu. Als sie mich erreichten, war ich bereits aufgestanden.

»Wahnsinn, dass das doch noch mal klappt«, keuchte Jonas. »Also, Sophie: Das ist Aaron.«

»Hallo, Sophie«, sagte ich und streckte der Frau an seiner Seite die Hand entgegen. Der Schneewittchen-Vergleich passte. Mit ihren tiefschwarzen Haaren, ihrer blassen Haut und ihren großen Augen sah sie wirklich aus wie ein Geschöpf aus einem Märchen. Ich fand das sofort anziehend. Sie ergriff meine Hand und drückte erstaunlich kräftig zu: »Hallo, Aaron.«

So standen wir ein paar Augenblicke am Rand der Tanzfläche des *Empress* und lächelten einander durch das blaue Licht und den Trockeneisnebel an. Das alles dauerte vielleicht ein paar Sekunden, aber mir kommt es im Nachhinein vor, als wären es Minuten gewesen. Meine ersten Minuten mit Sophie – dem größten Fehler meines Lebens.

Lustkurve

»Könnt ihr mal bitte leiser ficken?«, brüllte Justin und schlug dabei mit der Faust gegen meine Zimmertür. »Ich will zocken und höre den Sound nicht mehr.«

Dieser Vorfall wird meiner Zeit mit Sophie nicht vollständig gerecht, aber er ist durchaus repräsentativ. Für mich waren unsere gemeinsamen Monate eine Ära des sexuellen Erwachens, für Sophie selbst waren sie eine sehr erfüllte Phase ihres ohnehin ziemlich vitalen Liebeslebens. Wir ergänzten uns gut. Ich war rational, sie emotional. Sie war wild, ich bedächtig. Ich war still, sie war laut. Na gut, sie war sehr laut. Man könnte auch sagen, sie schrie hemmungslos, wenn ich die richtigen Punkte bei ihr traf. Weil ich ihr Verhalten im Bett genau studierte, dauerte es nicht lange, bis meine Trefferquote hoch war. Ich freute mich darüber, denn ich liebte es, Sophie zum Schreien zu bringen. In einigen Momenten hatte ich das Gefühl, durch ihre Zügellosigkeit für all die missverstandenen Reaktionen entschädigt zu werden, die mir bei meinen Mitmenschen bis jetzt entgangen waren. Gleichzeitig weckte das Geschrei meinen Ehrgeiz, neue Höhen und Tiefen in ihrer sexuellen Empfindungspalette zu entdecken – am besten welche, die sie selber noch nicht kannte.

So war ich permanent am Forschen und Sophie ständig am Schreien. Für uns beide war das toll, für Justin weniger. Weil er im Zimmer direkt neben mir wohnte, bekam er durch die dünnen Wände des Hauses in der Hamburger Straße 105 jeden Höhepunkt, zu dem ich Sophie hinauftrieb, ungefiltert mit. Ich kann ihm nicht verübeln, dass ihm irgendwann der Geduldsfaden riss. Es passierte nicht nur einmal, dass er klopfend und brüllend vor meiner Tür stand. Sophie schämte sich dann immer ein bisschen. Vielleicht tat sie auch nur so. Jedenfalls dauerte es in der Regel nicht lange, bis sie wieder am Schreien war.

Ich genoss das alles zu sehr, als dass ich mich hätte bremsen lassen. Zum Ausgleich murrte ich jetzt nicht mehr, wenn ich am nächsten Morgen Justins Schnapsflaschen entsorgte oder sein dreckiges Geschirr abwusch. Das hatte er sich verdient.

Dass es mit Sophie und mir überhaupt so weit kam, hatte damit zu tun, dass wir uns allen Verschiedenheiten zum Trotz in zwei Punkten sehr ähnlich waren: Wir stellten keine Fragen, und wir luden unser Verhältnis nicht mit hochtrabenden Ansprüchen auf. Wenn wir zusammen waren, genossen wir den Augenblick. Das galt nicht nur für den Sex. Auch wenn wir Filme guckten, Musik hörten oder redeten, herrschte zwischen uns eine im besten Sinne entspannte Erwartungslosigkeit. So war es von Anfang an. Der Abend, an dem wir uns im *Empress* zum ersten Mal begegneten, endete damit, dass wir stundenlang auf der Club-Terrasse standen und uns unterhielten. Wir rauchten, tranken Cola und schwammen dabei von einem Thema zum nächsten, bis der Morgen heraufzog und im Club die Musik ausging. Die Situation war vergleichbar mit dem ersten Abend mit Valerie auf der Großen Freiheit. Aber es war aufregender. Ich fand Sophie unheimlich interessant. Sie hatte etwas Widersprüchliches, Ambivalentes an sich. Ihr ätherisches, sehr weibliches Äußeres wurde von einer großen Bodenständigkeit geerdet. Sie zockte, sie stand auf Rockmusik, die meisten ihrer Freunde waren Männer. Hinzu kam, dass sie auf der einen Seite etwas ansteckend Lebensfrohes ausstrahlte, in Zwischenmomenten aber auch eine zerbrechliche, fast depressive Seite durchblicken ließ, die sie umso anziehender machte. Als wir dann auch noch unsere gemeinsame Vorliebe für Tim-Burton-Filme entdeckten, durchbrach unsere Unterhaltung die Grenze in die Endlosigkeit. Wir hätten ewig weiterreden können. Doch irgendwann stand Jonas hinter uns: »Ich dachte, ihr wärt schon weg. Wir müssen raus, es ist Feierabend.«

Auf der Straße vor der Disco verabschiedete ich mich von

Sophie genauso, wie wir uns begrüßt hatten, mit Handschlag. Dann ging sie nach Hause in ihre Lübecker Wohnung, während Jonas und ich zurück nach Bad Oldesloe fuhren. Es gab keine Fragen, ob oder wann wir uns wiedersehen würden, keine Beteuerungen, wie schön es gewesen war, oder das berühmte »Meld dich doch mal«. Auch dass wir auf der Club-Terrasse Handynummern getauscht hatten, war im Grunde ohne Bedeutung. Die Hauptsache war, dass Sophie und ich einander erkannt hatten. Wir waren verwandte Seelen. Dieser Umstand war über die Tatsache erhaben, ob wir uns in einer Woche oder in einer Ewigkeit wiedertreffen würden. Es gab uns jetzt. Wir existierten. Das war alles, was zählte.

Ich habe nicht viel Ahnung von Liebe und Beziehungen. Eigentlich habe ich beides nie verstanden. Ich mag die Vorstellung, dass zwei Menschen, die zueinanderpassen, sich dafür entscheiden, zusammenzubleiben. Dass sie füreinander da sind, einander Sicherheit geben und sich gegenseitig stärken. Die Realität von Beziehungen scheint mir allerdings meist anders auszusehen. Zumindest bei einem Großteil der Menschen, die ich kenne. Da habe ich oft den Eindruck, als würde das Vorhandensein des Partners als stetig wachsende Einschränkung empfunden. Als würden Beziehungen dadurch geprägt, dass die Beteiligten mit der Zeit mehr und mehr Zugeständnisse machen müssen. Ich finde das unlogisch, denn sollte es nicht eigentlich umgekehrt sein? Sollte nicht die Tatsache, dass man sich immer besser kennenlernt, dazu beitragen, dass man weniger Zugeständnisse machen muss, weil man toleranter wird? Oder weil Hindernisse aus dem Weg geräumt werden? Wenn man einander vertraut, kann man über Momente der Unfreiheit sprechen und sich danach überlegen, wie man sie beseitigt. Dann sind irgendwann alle Einschränkungen weg, aber die Partner sind noch da. Sie können anfangen, zusammen frei zu sein. Ich weiß nicht, ob das realistisch ist. Wahrscheinlich nicht. Aber es wäre doch schön, oder?

Ich habe mir nie Gedanken darüber gemacht, ob Sophie und ich eine Beziehung hatten. Weil weder sie noch ich eine suchten, war das kein Thema. Es passierte einfach, dass wir ein paar Wochen nach unserem Kennenlernen gemeinsam mit Jonas und einigen anderen Leuten auf eine Party in Bad Oldesloe gingen, nach der sie nicht mehr zurück nach Lübeck konnte und ich ihr anbot, bei mir zu übernachten. Das geschah ohne große Hintergedanken, ohne dass ich es darauf angelegt hatte. Warum sie nicht bei Jonas schlief? Und warum sie nicht mehr fahren konnte? Ich weiß es nicht mehr. Ich weiß nur, dass Sophie auf einmal in meinem Bett lag und ich neben ihr. Wir fummelten ein bisschen herum. Das ging von ihr aus. Ich fand es spannend. Dann hatte sie auf einmal einen Orgasmus, was ich noch spannender fand. Am nächsten Morgen beschlossen wir, dass es schön wäre, wenn wir miteinander schlafen würden. Das geschah tatsächlich ganz vorsätzlich und mit vorheriger Absprache. Es war toll. So toll, dass wir es kurz danach ein zweites Mal taten. Und dann immer wieder.

Es wurde zur festen Größe, dass Sophie am Freitagabend nach der Arbeit – sie war Grafikdesignerin in Lübeck – in die Hamburger Straße kam und bis Sonntagabend blieb. Die Zeit dazwischen verbrachten wir größtenteils im Bett. Wir entwickelten eine gemeinsame Leidenschaft dafür, Internet-Sexshops zu durchstöbern und Toys zu bestellen, die wir gemeinsam ausprobierten. Das erste hieß »Magic Wand«, ein Massagestab, auf dessen Spitze eine Kugel saß, die man in verschiedenen Intensitäten vibrieren lassen konnte. Das war unser Durchbruch. Wir hatten viel Spaß mit dem Ding. Es folgten Dildos, Liebeskugeln, weitere Vibratoren. Sophie ließ sich auf die Spielereien bereitwillig ein, forderte sogar mehr. Sie hatte einen ausgeprägten Sexualtrieb und eine bemerkenswerte Gabe, sich hingeben zu können. An ihr konnte ich all die körperlichen und mimischen Regungen, die ich im *Catonium* aus der Ferne beobachtet hatte, aus nächster Nähe bewundern: die zitternde Unterlippe, das Beben des Körpers, die Gänsehaut auf den Schenkeln, das Zurückzucken und Aufbäumen, die Anspannung vor dem Höhepunkt und die Erlösung danach. Der weibliche Orgasmus übte eine immer größere Faszination auf mich aus. Meine eigene Triebabfuhr war nebensächlich. Meine größte Befriedigung resultierte aus dem Zugucken und Zuhören, wenn Sophie zum Orgasmus kam. Sie machte ein Spiel daraus, mir zu zeigen, wie lange der Moment des Höhepunkts hinausgezögert werden konnte. Ich selbst machte ein Spiel daraus, auszuloten, wie oft hintereinander er möglich war. Zu meinem Erstaunen ziemlich oft. Meist genügte ein bisschen gutes Zureden und das sanfte Kitzeln erogener Punkte, um Sophies Lustkurve wieder in die Höhe zu treiben. Kein Wunder, dass wir selten aus dem Bett rauskamen.

Es dauerte eine Weile, bis ich mich auch ins BDSM-Fach vorwagte. Ich hatte einen Heidenrespekt vor der Domäne der Peitschen und Fesseln, weil ich Angst hatte, körperliche und seelische Verletzungen zu verursachen. Sophie nahm mir diese Angst. Sie meinte, ich würde ja auch bei den anderen Toys ein Gespür dafür haben, was ihr guttat und was zu viel war. BDSM-Praktiken würden letztendlich nicht anders funktionieren. Außerdem wolle sie es selber. So kam der erste Flogger zum Einsatz. Dann Fesseln, Handschellen und Ledergerten. Ein Hit war auch die Spreizstange, die Sophie daran hinderte, die Beine zusammenzukneifen, und mit deren Hilfe sich die Forschung nach dem seriellen Orgasmus besonders zielstrebig vorantreiben ließ. Es war eine aufregende Zeit.

Unfälle erlebten wir keine. Die verbale und körperliche Kommunikation zwischen uns war so unmissverständlich, dass wir nie Grenzen überschritten oder Code-Wörter nötig hatten. Auch in der Zeit nach Sophie gab es so was bei mir nie. Da ein Großteil meiner Faszination für Sexualität aus der Beobachtung meiner Partnerinnen besteht, merke ich, wenn etwas zu viel ist oder wehtut. Meine Empathie reicht aus, um zu erkennen, wenn es jemandem nicht mehr gut geht. Das hat auch mit meiner Grundhaltung beim Sex zu tun. Damit, dass es mir nicht wesentlich um die Befriedigung meiner eigenen Triebe geht, sondern darum, beim Partner etwas Schönes zu erzeugen. Irgendein Therapeut hat mal zu mir gesagt, ich sei der triebloseste Mensch, den er je getroffen hat. Vielleicht hatte er recht. Dafür bekam ich mit Mitte 20 eine Erklärung. Bei mir wurde ein starker Testosteronmangel festgestellt, gegen den ich heute Spritzen bekomme. Meine Libido ist seitdem vitaler, der Trieb größer. Manchmal finde ich das eher nervig als hilfreich. An meiner Vorliebe fürs Beobachten von Emotionen beim Sex hat es aber nichts geändert. Vielleicht ist das die autistische Seite meiner Sexualität, während mein gemäßigter Trieb vom Testosteronmangel herrührt. So oder so halte ich es für wichtig, zu erwähnen, dass weder das eine noch das andere ein erfülltes Liebesleben ausschließt. Das haben mir die Wochenenden mit Sophie sehr deutlich gezeigt. Sie waren ein Fest der Sinnlichkeit in einer Zeit, in der mir jeder Sinn abhandengekommen war. Und ein Sturm des Aufruhrs in einer Welt, die in Monotonie erstarrte. Der Aufruhr war so groß, dass bei einer unserer Forschungsreisen in die lautstarken Höhen der sexuellen Lust irgendwann der Kollaps eintrat: Mein Bett krachte zusammen. Ich war völlig perplex. Für einen kurzen Moment herrschte absolute Ruhe. Dann stieg auf einmal Sophies Lachen aus der Stille empor. Dieses helle, kehlige, übermütige Kichern habe ich bis heute im Ohr. Es bringt mich immer noch zum Schmunzeln. Mehr allerdings auch nicht, denn es erinnert mich nicht nur an den Moment, aus dem es erwuchs, es erinnert mich auch daran, dass uns das Lachen wenig später verging. Unsere Idylle fand ein jähes Ende. Sie krachte zusammen wie mein Bett.

Die Regeln der Wildnis

»Hast du eigentlich mitbekommen, dass Vanessa dich im *Empress* bei allen Leuten runtermacht?«

Jonas fragte das so beiläufig, als würde er erzählen, dass Justin am Wochenende mal wieder besoffen gewesen war.

»Nein«, antwortete ich. »Wieso macht sie mich denn runter?«

»Weil du angeblich versuchst, ihr Sophie auszuspannen.«

»Wie bitte?«

»Und das, obwohl sie so krank ist.«

»Krank? Wer? Sophie oder Vanessa?«

»Vanessa. Wusstest du nicht, dass sie Lupus hat?«

Nein, ich wusste nicht, dass Vanessa Lupus hatte. Bei aller Anteilnahme war mir das in diesem Moment aber auch scheißegal. Denn noch viel weniger war mir bewusst, dass ich irgendwelche Anstalten unternommen hatte, ihr Sophie auszuspannen. Ich hätte gar nicht gewusst, wie. Um einem anderen Menschen einen Partner auszuspannen, musste man ja erst mal wissen, dass dieser Partner mit diesem Menschen zusammen war. Dieses Wissen ging mir im Hinblick auf Sophie und Vanessa ab. Ich wusste zwar, dass zwischen den beiden irgendetwas lief – ein Techtelmechtel, eine Affäre, vielleicht sogar eine Romanze –, aber von einer Beziehung hatte Sophie nie etwas erwähnt. Sie hätte es tun können, wenn es Anlass dazu gegeben hätte. Weder war ich ein eifersüchtiger Typ, noch gab es Exklusivitätsversprechen zwischen uns. Natürlich hätte ich bedauert, wenn sie mir erzählt hätte, dass sie sich in jemand anderen verliebt hatte und deshalb nicht mehr mit mir ins Bett gehen konnte oder wollte, aber ich hätte keine Szene gemacht. Ich hätte auch nicht versucht, sie zum Bleiben zu überreden. Sie war aus freien Stücken zu mir gekommen. Genauso stand es ihr frei zu gehen. Das war die Qualität der Erwartungslosigkeit, die unser Verhältnis ausmachte. Und um auf Vanessa zurückzukommen: Laut Sophie hatte die Techtelmechtel-Romanze zwischen den beiden erst begonnen, als die Phase unserer Lustkurven-Wochenenden schon lange angebrochen war. Wenn überhaupt, wäre also ich es gewesen, der Grund gehabt hätte, Ausspann-Vorwürfe anzumelden. Aber dieser Gedanke war schon wieder so Romance-Novel-mäßig übertheoretisiert. Ich wollte ihn nicht weiterdenken. Ich wollte einfach am Wochenende mit Sophie über die Sache reden. Sie würde das Ganze schon aufklären.

Dramatisch gesprochen waren die Tage nach der Unterhaltung mit Jonas wie eine Schonfrist, in der ich mit der Unschuld eines Schlafwandlers der geballten Niedertracht der Menschheit in die Arme stolzierte. Im Gespräch mit Sophie stellte sich heraus, dass die Sache zwischen ihr und Vanessa offenbar doch ernster war, als ich angenommen hatte. Daraus zog Sophie dann tatsächlich den Schluss, dass wir das mit dem Sex in Zukunft bleiben lassen sollten. Ich nahm das hin, konnte aber nicht umhin, es seltsam zu finden. Die Entscheidung funktionierte exakt nach dem Prinzip, das ich an Paarbeziehungen nicht verstand. Ich hatte nicht den Eindruck, dass Sophie das Ende unseres sexuellen Verhältnisses selber wollte. Sie leitete es nur ein, weil Vanessa etwas dagegen hatte. Das war das erste große Zugeständnis in einer Beziehung, die meiner Meinung nach noch viel zu frisch für solche absoluten Einschränkungen war. Aber gut: Es ging hier nicht um meine Meinung, sondern um Sophies. Das respektierte ich. Ob ich traurig war? Natürlich. Ob ich böse war? Nein. Sophie konnte ja nichts für ihre Gefühle. Außerdem mochte und schätzte ich sie nicht nur wegen der Bettgeschichte, und unsere Seelenverwandtschaft wurde durch deren Wegfallen nicht beeinträchtigt. Es änderten sich nur ein paar Regeln. Für mich war die Sache damit gegessen, aber damit machte ich es mir zu einfach.

Es kam mir nie in den Sinn, mich bei Vanessa zu entschuldigen. Ich hätte auch nicht gewusst, wofür. Der Ausspann-Vorwurf, den sie mir anlastete, griff nicht, weil ich nichts über die Art von Beziehung gewusst hatte, die sie mit Sophie verband. Es wäre Sophies Aufgabe gewesen, unsere Affäre zu beenden, bevor sich ihre Freundin dadurch auf den Schlips getreten fühlte, nicht meine. Ich konnte schließlich nicht hellsehen. Was Vanessas Lupus-Diagnose mit dieser Angelegenheit zu tun hatte, begriff ich sowieso nicht. Es tat mir zwar leid für sie, dass sie an einer unheilbaren Krankheit litt, aber gab ihr diese Krankheit das Recht, Unwahrheiten über mich zu verbreiten? Obendrein ohne mich vorher selbst zur Rede gestellt zu haben? Ich denke nicht. Ich denke auch nicht, dass ich derjenige war, der die Gerüchte richtigstellen musste. Jetzt, wo die Fronten geklärt waren, hätte Vanessa das selbst tun müssen. Oder wenigstens Sophie, die schlussendlich für die Misere verantwortlich war. Ich ging selbstverständlich davon aus, dass das passieren würde. Jedoch: Das letzte Glied in der Nahrungskette darf nicht darauf hoffen, dass seine Jäger es mit Anstand behandeln. Es kann froh sein, wenn sie es am Leben lassen. Das sind die Regeln der Wildnis. Es ist auch beschissene Opfertragik. Aber es ist die Wahrheit.

Als ich das nächste Mal ins *Empress* kam, schlug mir eine eisige Wand der Ablehnung entgegen. Alles, was ich in dem Laden zuvor entspannt und ungezwungen empfunden hatte, hatte sich in eine ätzende Atmosphäre der Abwehr verwandelt. Der Barmann, mit dem ich bei vorherigen Besuchen zu jeder Bestellung ein paar Worte gewechselt hatte, nahm meine Order stumm entgegen und schob mir anschließend meine Cola über den Tresen, ohne mich dabei anzusehen oder meine Bezahlung abzuwarten. Leute aus Jonas' Freundeskreis, die mich zuvor in ihrer Mitte willkommen geheißen hatten, ignorierten meine Ankunft demonstrativ, indem sie mir im Pulk den Rücken zuwandten. Sophie war kalt und distanziert. Ich spürte förmlich, wie es sie von mir wegtrieb. Nachdem sie sich etwas zu trinken geholt hatte, kam sie nicht wieder zu mir zurück, sondern stellte sich zu den anderen. Dann betrat Vanessa den Raum – und machte auf dem Absatz kehrt, als sie mich sah. Die Feindseligkeit schnürte mir den Atem ab. Sie brannte auf der Haut und schnitt mir ins Fleisch.

Ich hielt es keine fünf Minuten durch, mir einzureden, dass ich mir all das nur einbildete. Es ging nicht, weil es nicht stimmte. Aus der Schulzeit wusste ich sehr genau, wie sich Mobbing und Zurückweisung anfühlten. Ich hatte die Beklemmung, die von dieser Atmosphäre ausging, fast vergessen. Jetzt war sie auf einen Schlag wieder da, und sie war mächtig. So mächtig, dass sie sich mit einem anderen Gefühl vermischte, das mir ebenfalls unangenehm vertraut war. Es war die lähmende Machtlosigkeit, die ich bei den Überfällen in der Wohnung meines Vaters und im Wandsbeker Gehölz empfunden hatte. War es mir damals auf unerklärliche Weise unmöglich gewesen, mich zu wehren, zu fliehen oder um Hilfe zu rufen, so war ich jetzt unfähig, meinem Reflex zu folgen, die Wahrheit in den Raum zu brüllen. Oder von anderen zu fordern, es zu tun. Ich stand nur da und spürte, wie das altbekannte Zittern von meinen Händen und Oberschenkeln Besitz ergriff und die Ungerechtigkeit tief in meinem Innern gegen die Gothic-Beats anschrie, die aus den Boxen dröhnten. Das blaue Licht, die vertraute Musik, der Trockeneisnebel – alles war vergiftet. Ich sah zu Jonas hinüber. Er fuhrwerkte hinter seinem DJ-Pult herum und schien nicht zu merken, was hier abging. Ich hätte ihn, den einzigen Verbündeten, den ich in diesem Club noch hatte, um Hilfe rufen sollen. Es hätte nur ein paar Schritte gekostet. Nur ein paar Worte. Doch ich schaffte es nicht. Stattdessen verließ ich das *Empress* und kehrte nie wieder dorthin zurück.

Feindesland

Die Beklemmung blieb. Und wuchs. Sie umschloss mein Dasein wie ein Feuerkreis, der sich langsam zusammenzog. Bald war er so nah, dass ich mich kaum noch bewegen konnte, ohne mich an seinen Flammen zu verbrennen. Die Entgrenzung meiner Welt, die die unbeschwerten Wochen mit Sophie gebracht hatten, ließ mich als Geisel meiner eigenen Angst zurück. War alles zu schnell gegangen? War es ein Naturgesetz, dass eine Desillusion, die ein menschliches Leben jahrelang zerfressen hatte, sich nicht einfach von schnellem Glück wegwischen ließ? Hatte ich es am Ende nicht anders verdient? In den Tagen nach meinem letzten Besuch im *Empress* jagten mir diese Fragen noch unaufhörlich durch den Kopf. Dann verstummten sie allmählich und zerfielen zu Asche. Verkohlt vom Feuer lodernder Furcht, das ebenfalls bald verlosch. Es hinterließ eine bedrohlich grollende Schwärze aus Feindseligkeit, die mich zu übermannen drohte, sobald ich auch nur die Hand nach ihr ausstreckte. Also tat ich es nicht. Ich stand still, rührte mich nicht und lauschte dem Grollen. Wartete darauf, dass es mich verschluckte, erstickte, überwältigte. Vage wissend, dass das niemals passieren würde. Denn das Grollen da draußen war in Wahrheit ein Grollen in mir drin.

Weniger metaphernschwanger kann man die Zeit nach der Lustkurve auch mit dem simplen Satz zusammenfassen: Die Enttäuschung über das desaströse Ende der Episode Sophie führte dazu, dass ich mich nicht mehr unter Menschen traute.

Es fing damit an, dass mir am Einkaufstag mit der WG auf einmal überdeutlich das Verhalten anderer Kunden auffiel. Ich war wie ein Seismograf, der auch die winzigsten Geräusche und Bewegungen als Extreme verzeichnete. Bei jedem Kichern und Tuscheln zuckte ich zusammen, jeder Blick traf mich wie ein Nadelstich. Diese Überempfindlichkeit war schon unangenehm genug, noch schlimmer war allerdings, dass sich in meiner Wahrnehmung all das wie eine verächtliche oder aggressive Geste gegen mich anfühlte. Ich konnte das nicht abstellen. Ich konnte es auch nicht ignorieren. Ich versuchte zwar, meinen Einkaufswagen weiterzuschieben, als ob nichts wäre, doch das Einzige, was ich damit erreichte, war, dass sich meine Hände immer heftiger um den Griff krampften und sich das Klappern der Räder in meinen Ohren allmählich zu einem lauten Donnern steigerte. Irgendwann hielt ich es nicht mehr aus, ich musste stehen bleiben. Doch die Leute um mich herum bewegten sich weiter. Sie kamen näher, was mir eine Heidenangst einjagte. Sie entfernten sich, was nicht weniger beunruhigend war. Sie holten Büchsen aus Regalen und Schachteln aus der Tiefkühltruhe, sie kratzten sich am Kopf, murmelten vor sich hin, durchwühlten Kisten, zückten Handys, entfalteten Einkaufszettel und schienen all das nur zu tun, um mich zu vernichten.

Was tut ein Mensch, wenn ihm sein Umfeld mit jeder Bewegung deutlich zu machen scheint, dass es ihn zerstören will? Wenn ihm sein Kopf sagt, dass er in Sicherheit ist, aber sein Körper überall Gefahr wittert? Richtig. Er rennt weg. Doch ich rannte nicht. Ich stand da wie versteinert. Ich klammerte mich an meinem Einkaufswagen fest, schwitzte, zitterte und war zu keiner Bewegung fähig. Schließlich kam einer unserer Betreuer zu mir und fragte, was los sei. Seine Frage war in meinen Ohren nur ein verzerrtes Rauschen. Ich wollte antworten, mich erklären, aber es ging nicht. Ich war vollständig blockiert. Von Panik gelähmt. Starr vor Angst. Mal wieder.

Ich erinnere mich nicht, mit welchen Tricks die WG-Mannschaft es schaffte, mich zurück ins Auto zu bringen. Ich weiß nur noch, dass mein Einkaufswagen einfach mitten im Laden stehen gelassen wurde und mich die Diskrepanz zwischen äußerer Bewegung und innerem Stillstand auf dem Weg aus dem Laden fast ohnmächtig werden ließ. Ich beruhigte mich erst, als ich wieder im vertrauten Umfeld meines Zimmers alleine auf dem Bett lag. Mir tat alles weh. Ich hatte so sehr gekrampft, dass ich Muskelkater davon bekam. Doch der Schmerz verflüchtigte sich nach ein paar Tagen, und bis zum nächsten Supermarkttermin war ich wiederhergestellt.

Die Einkaufstour war ein eingespieltes Ritual. Wir fuhren immer am gleichen Wochentag in den gleichen Laden, wo wir häufig sogar die gleichen Leute antrafen. Ich hatte das Prozedere Dutzende Male problemlos überstanden. Was war dagegen schon eine einmalige Panikattacke? Ein Nichts? Ein Witz? Ein Ausrutscher? Leider nichts von alledem. Auch beim nächsten Supermarkt-Trip wurden Blicke zu Nadelstichen und Tuscheln zu Donner. Als mir klar wurde, dass es keine gute Idee gewesen war, den Warnschuss der letzten Woche zu ignorieren, war es schon zu spät. Wieder übernahm eine Blockade die Kontrolle über meinen Körper. Diesmal lähmte mich neben der Panik als solche zusätzlich die Panik vor der Lähmung. Die sprichwörtliche Angst vor der Angst schlug zu. Wieder wurde ich aus dem Geschäft geführt, ohne meine Einkäufe beendet zu haben. Wieder war ich danach völlig fertig. Die Konsequenz, die ich daraus zog, war kategorisch: Nie wieder!

Fortan ging ich nicht mehr mit zum Supermarkt. Wenig später ging ich generell kaum noch irgendwohin. Ich blieb nur noch in der Hamburger Straße, ließ mir meine Einkäufe von Jonas mitbringen und scheute ansonsten sämtliche nicht unbedingt notwendigen Wege und Kontakte. Wenn ich alleine in meinem Zimmer war, am PC saß, Bücher las oder einfach nur an die Decke starrte, war mir in lichten Momenten sehr bewusst, wie unsinnig meine Furcht war. Ich war Gefangener einer Angst, die zwar durchaus real war, die aber keinen realen Auslöser hatte. Damit war sie irgendwie schon wieder surreal. Doch diese Erkenntnis war hinfällig, sobald ich mich in unbekanntes Terrain vorwagte oder unter fremde Menschen begab. Dann waren sie auf der Stelle wieder da: das Herzrasen, die feuchten Hände, die innere Unruhe und die Beklemmung, die meine Kehle zuschnürte wie eine Eisenfaust. Die ganze Welt schien eine *Empress*-Tanzfläche geworden zu sein, die mich mit ihrer Verachtung strafen wollte. Also mied ich die Welt.

Nach wenigen Wochen war mein Aktionsradius winzig klein geworden. Im Grunde reichte er nur noch von meinem Zimmer bis zum Bad, in die Küche und wieder zurück. Alles darüber hinaus war Feindesland. Selbst meine Ausflüge in die 82 stellte ich ein, weil sie mir zu viel wurden. Ohne Begleitung traute ich mich gerade noch, Zahnarztbesuche wahrzunehmen, für die ich nur einmal quer über die Straße gehen musste. Allerdings passte ich selbst dafür Zeiten ab, in denen ich davon ausging, draußen keinem Menschen zu begegnen, und prüfte vorher durchs Fenster, ob die Luft rein war.

Diese Entwicklung blieb natürlich nicht ohne Folgen. Nach einem Dreivierteljahr ohne psychologische Betreuung musste ich wieder zur Therapie. Zuerst brachte man mich zu einem Psychiater in Bad Oldesloe, der mir eine »generalisierte Angststörung« attestierte. Betroffene dieses Phänomens entwickeln eine übermäßige Panik vor den Herausforderungen des Alltags, sodass sie durch Schwindelgefühle, Übelkeit und Schweißausbrüche daran gehindert werden, sie zu bewältigen. Das passte auf meinen Fall. Ein Therapeut aus Lübeck stellte zusätzlich eine »soziale Phobie« fest, eine weitere Angststörung, die sich darin äußert, dass Menschen aus Furcht, sich in zwischenmenschlichen Situationen lächerlich zu machen oder zu versagen, körperliche Beschwerden und Panikattacken entwickeln, was viele Betroffene zum radikalen Rückzug aus der Gesellschaft veranlasst. Auch das passte.

Eine Tatsache, die ich rückblickend interessant finde, ist, dass der Psychiater die Angststörungen nach dem Studium meiner therapeutischen Vorgeschichte als Problem festschrieb, das mich schon vom neunten Lebensjahr an begleitete. Damit zog er eine Verbindungslinie in meine Kindheit, die Sinn ergab. Man könnte sagen, er war auf der richtigen Spur. Allerdings brach er seine Ursachenforschung wohl ein bisschen zu früh ab, um vollständig zum Kern des Problems vorzudringen. Sonst hätte er vielleicht erkannt, dass meine Verunsicherung über die widersprüchlichen Reaktionen anderer Leute noch viel früher begonnen hatte. Dass mich die Verstellungen und Falschheit der Menschen deshalb so ratlos machten, weil ich sie nicht lesen konnte. Weil ich selbst nicht zu ihnen fähig war. Weil ich Autist war.

Ein Großteil der Diagnosen, die ich seit meiner Kindheit bekommen hatte, beruhten auf den Folgen meines Autismus, nicht aber deren Ursache: dem Autismus selbst. In der Ära Bad Oldesloe lag diese Ursache schon unter so vielen Schichten von Diagnosen vergraben, dass es archäologischer Findigkeit bedurfte, sie im Treibsand der diagnostischen Oberflächlichkeiten und Irrtümer zu entdecken. Unter diesen Umständen halte ich die Verbindungslinie in meine Kindheit für einen möglichen ersten Fingerzeig in die richtige Richtung. Und damit für den Beginn eines Erkenntnisaufschwungs. Ich gebe allerdings zu, dass das eine gewagte Theorie ist. Zumindest wenn man bedenkt, dass die Diagnosen »generalisierte Angststörung / soziale Phobie« den vorläufigen Tiefpunkt meiner therapeutischen Talfahrt einläuteten. Sie führten dazu, dass mir ein unbefristeter Schwerbehinderungsgrad von 60 Prozent bescheinigt wurde. Außerdem wurde ich für dauerhaft arbeitsunfähig erklärt. Damit war meine »seelische Behinderung« amtlich verbrieft und meine gesellschaftliche Ausmusterung vollendet. Das Ende der Sackgasse, in die ich seit Jahren hineinsteuerte, war erreicht. Professor Hempel hatte recht behalten. Der hoffnungslose Fall ließ die letzte Hoffnung fahren.

Das folgende Jahr war nicht mehr als ein Dahinvegetieren. Mit Lebensqualität hatte es nichts zu tun. War mir der WG-Alltag schon vorher monoton vorgekommen, so war er jetzt nur noch eine klebrige, zähflüssige Masse, in der ein Tag mit dem nächsten verschwamm und ich häufig nicht mal wusste, ob Montag, Freitag oder Sonntag war. Es machte einfach keinen Unterschied. Da ich keine Aufgabe und keine Perspektive hatte, hatte ich nichts, worauf ich hätte Pläne und Vorhaben aufbauen können. Wo nichts entsteht, kann man sich an nichts festhalten, und wo nichts lebt, kann man sich schwer lebendig fühlen. Der Winter kam und wurde zum Frühling, der Sommer kippte in den Herbst, der wiederum zum Winter gefror. Meine Stimmung blieb derweil immer gleich: grau und dumpf. Was änderte es, ob die Blätter an den Bäumen frisch und grün oder welk und braun waren? Irgendwann fielen sie sowieso zu Boden und wurden von der Menschheit in den Matsch getreten. Ihnen blühte das gleiche Schicksal, vor dem ich mich auf unerklärliche Weise fürchtete. Warum überhaupt? Wäre es nicht eigentlich eine Erlösung gewesen?

Nach 15 Monaten, die mir im Nachhinein wie Jahre vorkommen und die ich mehr oder weniger ausschließlich in meinem Zimmer verbracht hatte, war mir der Sinn meiner Existenz komplett abhandengekommen. Dass mir unter diesen Bedingungen mein ganzes Leben sinnlos erschien, finde ich aus autistischer Sicht völlig einleuchtend. Ich wäre in dieser Phase nicht traurig gewesen, wenn mich der Blitz getroffen hätte oder ich auf irgendeine andere Art und Weise aus dem Leben befördert worden wäre. Wenn ich meiner Mutter von diesen Gedanken erzählte, legte sie es mir als suizidale Tendenz aus. Das war aber Quatsch. Es ist ein Unterschied, ob sich jemand umbringen will oder ob jemand sein Leben aus rational erklärbaren Gründen sinnlos findet und deswegen nicht mehr daran hängt. Umgebracht hätte ich mich nicht, denn auch davor hatte ich zu viel Angst. Trotzdem sah ich keinen Grund dafür, mich an einem Leben festzuklammern, in dem ich eigentlich nur den Eindruck hatte, meiner Umwelt zur Last zu fallen. Also tat ich es nicht. Das kann man als Lebensmüdigkeit bezeichnen. Vielleicht war es aber auch nur umfassende Resignation.

Wenn ich mir vorstelle, dass es zu alledem ohne die Affäre mit Sophie wohl nie gekommen wäre, finde ich das im Nachhinein ebenso bitter wie die Tatsache, dass ich den Kontakt zu ihr trotz der Geschichte mit Vanessa noch über ein Jahr aufrechterhielt. Sophie kam mich nach unserer »Trennung« ab und zu in meinem Bad Oldesloer Elfenbeinturm besuchen. Sex hatten wir natürlich keinen mehr, dafür redeten wir. Über alles Mögliche. Nur nicht über den Umstand, dass sie mit ihrer Tatenlosigkeit nach Vanessas ungerechtfertigten Anschuldigungen unsere Freundschaft mit Füßen getreten und sich in menschlicher Hinsicht disqualifiziert hatte. Damals war mir das gar nicht in dieser Klarheit bewusst. Um auf solche Gedanken zu kommen, war meine Selbstachtung zu tief am Boden. Sophie war neben Jonas, meinen Mitbewohnern, meiner Familie, den WG-Betreuern und Therapeuten der einzige zwischenmenschliche Kontakt, den ich in dieser Zeit noch zuließ und ertrug, ohne Panik zu bekommen. Dass sie zu einem nicht unbeträchtlichen Anteil zum Entstehen der Panik beigetragen hatte, war ihr damals wahrscheinlich klarer als mir selbst.

Heute halte ich es für sehr wahrscheinlich, dass Sophie den Kontakt zu mir nur aufrechterhielt, weil sie ein schlechtes Gewissen hatte. Ich kann mir auch ansatzweise zusammenreimen, dass sie im Rahmen von Vanessas Verleumdungskampagne nur deshalb den Mund hielt, weil sie gegenüber ihrer Freundin in Bezug auf ihr Verhältnis zu mir gelogen hatte und einen Gesichtsverlust fürchtete. Das entschuldigt nichts, aber es erklärt einiges. Vanessa muss meine Abwesenheit im *Empress* nach ein paar Wochen wohl zu denken gegeben haben. Sie ließ mich über Jonas fragen, ob wir vielleicht mal miteinander reden sollten. Daraufhin ließ ich ihr über Jonas ausrichten, dass ich daran kein Interesse hatte. Mein Zustand war auch so labil genug. Ich musste ihn nicht zusätzlich durch eine Konfrontation mit der Rufmörderin strapazieren.

Mit der Zeit verflüchtigten sich meine Bezugspunkte zum

Feindesland immer mehr. Als dann auch noch Jonas wegzog, weil er in einer anderen Stadt einen Neuanfang versuchen wollte, brach mir ein elementares Sprachrohr zur Außenwelt weg, was mich dazu brachte, umzuziehen. Aus der 105 in die 82. In Jonas' altes Zimmer. Ich tat das um der positiven Erinnerungen an unsere Musiksessions willen. Und um den Erinnerungen an die schönen Tage mit Sophie zu entfliehen, die aus jeder Tapetenfaser meines Zimmers in der 105 zu sickern schienen und meine Bedrückung nur noch größer machten. Vielleicht auch um bei allem Stillstand wenigstens eine kleine Veränderung herbeizuführen.

Aber der Umzug war ein Fehler. Ich hatte nicht bedacht, dass ich mit dem Einzug in die 82 nicht nur die Räumlichkeiten, sondern auch die Mitbewohner wechselte. Jetzt wohnte ich mit Antje und Luis zusammen. Antje war ein bisschen schwer von Begriff, aber sonst ganz verträglich. Mit ihr hatte ich keine Probleme. Luis hingegen war ein kleiner, aggressiver Giftzwerg, der ständig mit seinem grünen Käppi und seinem hellblauen Trainingsanzug breitbeinig über die Gänge stolzierte, als würde das Haus ihm alleine gehören. Mit seiner großen Klappe meinte er zu allem und jedem seine unqualifizierten Kommentare abgeben zu müssen. Wenn er dann auch noch besoffen war, verlor er jeglichen Respekt und randalierte in der WG. Und er war oft besoffen. Zum Feierabend, nachts, manchmal auch tagsüber. Es war also ständig Radau.

Dass mich die Gewalt, die von Luis ausging, stresste, war mir klar. Wie sehr sie mich stresste, merkte ich allerdings erst, als er einmal im Suff meine guten Schuhe, die ich sonst nur zu besonderen Anlässen trug, quer über den Flur schleuderte, sodass sie klappernd und polternd die Kellertreppe runterkullerten. Ich half gerade Jutta Wiese beim Saubermachen, deshalb bekam ich das Ganze live mit. Meine Reaktion war deutlich. Ich richtete mich auf, preschte nach vorn und brüllte so unvermittelt und in einer so massiven Lautstärke über den Flur, dass ich danach fast ein bisschen über mich selbst erschrocken war. Als Luis mir mit Schlägen drohte, brüllte ich ein zweites Mal. Er solle ruhig versuchen, mich zu schlagen, dann würden wir schon sehen, wer den Kürzeren zog. Ich bin nicht sicher, was passiert wäre, wenn er die Herausforderung angenommen hätte. Vielleicht wäre ich aus dem Affekt der Wut heraus zum ersten Mal in meinem Leben in die Offensive gegangen und hätte mich verteidigt, statt den Angreifer stumm gewähren zu lassen. Ziemlich sicher wäre es so gewesen. Vielleicht hätte ein solcher Akt der Selbstermächtigung die Dämonen der sozialen Phobie austreiben können. Doch es kam nicht dazu. Luis muss gespürt haben, wie ernst ich es mit meinem Gebrüll meinte. Er lenkte ein und holte sogar meine Schuhe wieder aus dem Keller. Jutta sah mich nach dem Vorfall eingeschüchtert an und meinte, sie hätte richtig Angst vor mir gehabt. Das ließ mich dann doch wieder an der Verhältnismäßigkeit meines Verhaltens zweifeln.

Nach diesem Tag schwor ich mir, nie wieder laut zu werden. Dafür schloss ich nun immer die Tür hinter mir ab, wenn ich in meinem Zimmer war. Das Umdrehen des Schlüssels war wie ein Akt der Besiegelung eines Eremitendaseins, von dem ich annahm, dass es ab jetzt nur noch einsamer und einsamer werden konnte. Nach Jonas würde irgendwann auch Jutta nicht mehr in die Hamburger Straße zurückkehren. Die Besuche von Sophie wurden ohnehin immer seltener. Sehr bald würde ich allein mit dem irren Luis und der begriffsstutzigen Antje in der 82 sitzen und ausharren. So lange, bis selbst die Betreuer nicht mehr kamen. Bis auch Luis und Antje wegliefen. Bis ich mit meiner sozialen Phobie alleine blieb, die mich irgendwann, wenn die Zeit endgültig ihre Bedeutung verloren hatte, eines schleichenden, einsamen Todes sterben lassen würde. So in der Art stellte ich es mir in düster gestimmten Augenblicken vor. Doch dann kam Till.

Zwei Tage gegen den Rest des Lebens

Das Problem an den betreuten Wohngemeinschaften, die ich erlebt habe, war, dass ihre Bewohner lediglich Verwaltungseinheiten waren. Sie wurden zum Einkaufen gefahren, zum Arzt geschickt, bei Behördengängen unterstützt und (wenn sie sich nicht gerade weigerten oder dauerhaft arbeitsunfähig waren) in Beschäftigungsmaßnahmen gesteckt. Gefördert wurden sie nicht. Bei uns nahm sich kein Betreuer die Zeit, sich wirklich mit den Bewohnern zu beschäftigen, um dabei individuelle Fähigkeiten und Talente zu erkennen, mit deren Hilfe Anreize für Eigeninitiative und Neuorientierungen gesetzt werden konnten. Wir lebten in einem Klima der Gleichgültigkeit, von dem ich der Meinung bin, dass es Sinnkrisen, die Menschen im Zweifelsfall ja erst ins betreute Wohnen bringen, eher verfestigt als auflöst. Allein der Standard, neue Bewohner erst einmal ein Jahr lang »ankommen« zu lassen, klingt für mich unweigerlich nach Einlullen und Zwischenparken. Ein Jahr ist gerade für junge Leute eine lange Zeit. Sie reicht aus, um sich neu zu erfinden, Weichen zu stellen, Träume zu verwirklichen. Wenn sie aber für einen erzwungenen Stillstand verschwendet wird, kann sie auch das Gegenteil bewirken. Dann verwässern Träume, Weichen rosten ein, eine Neuerfindung wird illusorisch, weil man sich zwischenzeitlich selbst abhandengekommen ist.

Ich denke nicht, dass ein solches Einschläferungsprinzip im Interesse der Gesellschaft ist. Es sollte darum gehen, Potenziale zu entdecken und zu fördern. Auch oder vielleicht gerade bei Menschen, bei denen ein flüchtiges Hinsehen keine Potenziale erkennen lässt. Klar, dazu braucht es Idealismus, Flexibilität und einen ungetrübten, wachen Blick. Aber sollten diese Qualitäten in einem Job, der so wesentlich von Zwischenmenschlichkeit abhängig ist wie der des Betreuers, nicht eine Grundvoraussetzung sein? Ich formuliere diesen Satz bewusst als Frage, weil mir in meiner WG-Realität das Gegenteil vorgelebt wurde. Bei uns war der Umgang zwischen Bewohnern und Betreuern durch Hierarchien und lustlose Alltagsroutine geprägt. Wir bekamen zu spüren, dass wir Verwaltungseinheiten waren. Das trug bei uns, die wir sowieso Anschlussprobleme hatten, mehr dazu bei, dass wir komplett den Anschluss verloren, als dass wir ihn wiederfanden. Für Jonas war das ein Grund, auszuziehen. Für mich war es ein Grund zur Resignation. Ob es für Luis und Justin ein Grund war, zu saufen, kann ich nur vermuten, aber es scheint mir wahrscheinlich. Auf jeden Fall halte ich diese Herangehensweise für falsch.

Was mich in diesem Gedanken bestärkt, ist die Tatsache, dass in meinem Fall die Ankunft eines jungen, vorurteilsfreien und dynamischen Bundesfreiwilligendienstlers genügte, um mich aus meiner phobischen Lethargie zu reißen. Till war 19 und damit zwei Jahre jünger als ich, als er das erste Mal in der 82 auftauchte. Er war gerade mit der Schule fertig und wollte sich durch die Mitarbeit in der Hamburger Straße weiterbilden und sozial engagieren. Er hätte das nicht gemusst, denn Wehrpflicht und Zivildienst waren ein Jahr zuvor abgeschafft worden, es gab also keinen Zwang, der ihn zu uns trieb. Die Tatsache, dass er trotzdem da war, sagt wahrscheinlich mehr über seinen Charakter aus als irgendwelche weiteren Beschreibungen, deshalb nur so viel: Till war mittelgroß, hatte braune Locken und trug immer einen etwas zu großen Parka, der irgendwie zerschlissen aussah, aber gerade deshalb zu ihm passte. Ich weiß gar nicht, ob er gezielt darauf angesetzt wurde, mich aus der Isolation meines abgeschlossenen Zimmers herauszulocken, aber Fakt ist, dass er es innerhalb weniger Wochen schaffte. Anfangs hinderte er mich nur daran, nach dem obligatorischen Betreuergespräch in der Küche sofort wieder in mein Zimmer zu flüchten, indem er mich in kurze, aber entspannte Unterhaltungen verwickelte. Dann wurde er mein

Stammfahrer, der mich immer zum Therapeuten brachte. Schließlich überredete er mich sogar dazu, ihn zum Einkaufen in den Supermarkt zu begleiten. Letzteres war ein ziemlicher Kraftakt. Ich war danach schweißgebadet, aber wir zogen es bis zum Ende durch. Danach gingen wir regelmäßig zusammen einkaufen, was im Vergleich zu den Wochen vorher ein Riesenfortschritt für mich war.

All das hätte mit Sicherheit nicht funktioniert, wenn mir Till unsympathisch gewesen wäre, aber das war er nicht. Er hatte eine entspannte, spielerische Art, mich zu kleinen Experimenten zu überreden, und schien im Gegensatz zu den Betreuern nicht vom hohen Ross des Pädagogen herab zu agieren, sondern aus persönlichem Interesse zu handeln. Ohnehin wirkte er mit seiner zerlöcherten Jacke und seinen 19 Jahren mehr wie ein Mitbewohner als wie ein Betreuer. Ich mochte ihn, auch weil er niemandem nach dem Mund redete. Als er hörte, dass ich mein Dasein das letzte halbe Jahr mehr oder weniger durchgehend in dem winzigen Dreieck zwischen Zimmer, Küche und Bad gefristet hatte, ohne dass aktiv etwas dagegen unternommen worden war, außer mich zum Psychiater zu schicken, war er regelrecht empört.

»Krass«, meinte er. »Wie soll's denn dann besser werden?«

Ich zuckte mit den Achseln und antwortete: »Keine Ahnung. Aber so viel besser wird's bei mir sowieso nicht mehr. Ich muss zusehen, dass ich mit der Situation klarkomme.«

Das war kein bloßes Nachbeten der Aussage von Professor Hempel. Diese Worte trafen meine eigene Einschätzung der Situation inzwischen ziemlich gut. Seit mir vor drei Jahren der diagnostische Todesstoß versetzt worden war, hatte es ein zweites Mal Bargfeld-Stegen, den Umzug nach Bad Oldesloe und schließlich den Taumel mit Sophie gegeben, der mich zwischenzeitlich fast daran hatte glauben lassen, dass so was wie Normalität in meinem Leben vielleicht doch noch möglich war. Zur Belohnung hatte ich einen gründlichen Absturz, eine soziale Phobie und eine Schwerbehinderung von 60 Prozent kassiert. Daraus schloss ich, dass zu große Ausreißer aus dem deprimierenden Grundzustand erstens nicht von Dauer sein konnten und zweitens alles nur noch schlimmer machten. Fazit: Um Schlimmeres zu verhindern, musste ich den Grundzustand erhalten und nicht zu sehr nach oben und unten ausscheren.

Till ließ diese destruktive Einstellung nicht gelten. Bei einer unserer nächsten Einkaufstouren erzählte er mir, dass er von einer guten Klinik in Münster gehört habe, von der er annahm, dass sie mir helfen könne. Ich solle dort doch mal hinfahren und mir das Ganze angucken. Und wenn ich schon mal da wäre, könne ich auch gleich die Gelegenheit nutzen, um ein diagnostisches Wochenende zu machen. Meine erste Reaktion war, dass ich ihm innerlich einen Vogel zeigte. Diagnostisches Wochenende! Das klang für mich ungefähr so reizvoll wie therapeutischer Urlaub. Oder kulinarische Hungerkur. Oder unfreie Freizeit. Nein, nein, von Krankenhäusern und Diagnosen hatte ich die Schnauze voll. Ich antwortete: »Nee, lass mal. Am Wochenende kann ich mir was Besseres vorstellen, als in irgendeiner Klinik rumzuhängen.«

»Was denn?«, lautete die Gegenfrage.

»Zocken zum Beispiel«, gab ich zurück. »Oder lesen.«

»Und wo ist der Unterschied zu sonst?«

»Wie, ›zu sonst‹?«

»Na, ob du nun unter der Woche in deinem Zimmer sitzt und zockst und liest oder am Wochenende. Wo ist der Unterschied? Du tust es doch sowieso jeden Tag.«

Mmh … Damit hatte er irgendwie recht. Mir fiel kein Einwand ein. Das nutzte Till aus:

»Mal ehrlich: Ist doch scheiße genug, dass du mit Anfang 20 mit Sozialphobie in der Bude hockst, ohne dass irgendwer was dagegen unternimmt. Aber wenn's niemand anders tut, musst du's halt selbst machen.«

Das klang logisch. Aber ich hatte trotzdem keine Lust auf ein therapeutisches Wochenende. Das Thema wurde vorerst beendet.

Doch Till ließ nicht locker. Er brachte immer wieder das Argument: »Was sind schon zwei Tage gegen den Rest des Lebens?« Irgendwann wurde ich neugierig und sah mir die vermeintliche Wunderklinik im Internet an. Sie war nach Christian Dornier benannt, einem Maler, der erst 2008 gestorben war und dessen Skepsis an der effektiven Anwendung sämtlicher Methoden der heilbehandelnden Psychologie ihn zur Gründung einer Stiftung veranlasst hatte, die Träger der Klinik in Münster war. Dorniers Gemälde waren ein bisschen seltsam: eine nackte Frau, die zwei Enten als Kopf hatte; eine nackte Frau, die gar keinen Kopf, dafür aber zwei Schlangen als Arme hatte; eine bunt gescheckte Katze, deren Augen nicht nebeneinander, sondern übereinander lagen ... Generell schienen Augen und Blicke eine wichtige Rolle für ihn zu spielen. Wirklich erfassen konnte ich die Botschaften der Bilder allerdings nicht. Was ich hingegen sofort begriff, war die Tatsache, dass sich die Klinik auf »intensive Einzelpsychotherapie« und »individuelle Therapiegestaltung« spezialisiert hatte. Das war quasi das genaue Gegenteil der Verwaltungseinheitspraxis in der Wohngemeinschaft. Alles in allem klang das nicht völlig uninteressant. Die Klinikleitung sah ganz sympathisch aus, auch die Bewertungen von Patienten waren gut. Was waren zwei Tage gegen den Rest des Lebens?

Bei Tills nächstem Motivationsversuch knickte ich ein. Seine Freude war riesig, da er große Hoffnungen in Münster setzte. Ich nicht, aber ich freute mich für ihn, dass er sich freute. Ich selbst redete mir das Ganze mit praktischen Argumenten schön: Wenn das mit dem Wochenende klappte, konnte ich immerhin einem von Luis' Samstagabendbesäufnissen entgehen, bei denen er immer besonders laut auf dem Flur herumkrakeelte. Außerdem würde Till anschließend Ruhe geben.

Mein PC würde auf mich warten, meine Bücher auch. Einen Versuch war's wert.

Ein paar Telefonate und Gespräche mit meinem Therapeuten später machten Till und ich uns an einem sonnigen Freitagnachmittag im März 2012 auf den Weg nach Münster. Er fuhr, ich saß auf dem Beifahrersitz. Als wir das Ortsschild von Bad Oldesloe hinter uns ließen, war mir ein bisschen flau im Magen. Doch die Übelkeit legte sich im Laufe der Fahrt. Auch das Gefühl, dass ich mich zurück in mein Zimmer wünschte, ließ mit jedem Kilometer etwas mehr nach. Ich musste an Jonas denken. Ich hatte ihn dafür bewundert, dass er sich getraut hatte, einfach die Zelte abzubrechen, um ein neues Leben anzufangen. Zum Zeitpunkt seines Auszugs war dieser Gedanke für mich unvorstellbar gewesen. Doch jetzt, mit der Sonne am Himmel und der Autobahn vor uns, schien mir die Vorstellung auf einmal gar nicht mehr so abwegig. Vielleicht sogar ganz reizvoll.

»Was ist denn los?«, fragte Till plötzlich und sah mich von der Seite an.

»Wieso?«, fragte ich zurück.

»Du lächelst so.«

Seltsam. Das hatte ich gar nicht gemerkt. Aber er hatte recht.

5
Aggression:
Mein Aufbruch zu mir selbst

Aggression ist ungebremste Energie vorwärts. Ihr Ziel ist es, Bedürfnisse und Visionen durchzusetzen. Ohne Aggression gäbe es keine Kunst, keine Erfindungen, keinen Fortschritt. Es würde Stillstand herrschen. Sie ist also eigentlich etwas Positives. Dass diese Emotion oft mit Brutalität und Gefahr assoziiert wird, hat damit zu tun, dass Vorwärtsenergie in unserer Gesellschaft meist schon in der Kindheit gedrosselt und mit zunehmendem Alter immer stärker ausgebremst wird. Aber ausbremsen heißt nicht ausschalten. Die Energie wird dadurch lediglich festgehalten und aufgestaut. Beim Emotions-Training habe ich gelernt, dass viele Leute aus diesem Grund mit Aggression einen angespannten Kiefer und das sprichwörtliche »Beißen« verbinden. Wenn ich drüber nachdenke, ergibt es Sinn. Den Wutausbrüchen meines Vaters und den Gewaltexzessen meiner Mitbewohner im betreuten Wohnen war auch immer eine Menge Zähneknirschen vorausgegangen. Was danach kam, war dann in der Tat brutal und beängstigend. Wenn eine zurückgehaltene Vorwärtsenergie nach Tagen, Wochen oder gar Jahren des Festhaltens losgelassen wird, bricht sie eben unkontrolliert und gewaltsam hervor und kann sehr zerstörerisch sein. Lässt man sie hingegen fließen und sich entfalten, kann sie die Welt umsegeln und den Mond erobern. Manchmal trägt sie aber auch nur zu einem unerwarteten Moment der Selbstverwirklichung bei. So war es bei mir.

5

Aggression:
Mein Aufbruch zu mir selbst

Schlossgarten

»Es sind 18 Patienten auf dieser Station, Mister McMurphy, und sie brauchen eine Majorität, um die Stationsordnung zu ändern«, sagte Schwester Ratched in dem für sie typischen blasierten Tonfall. »Also, meine Herren, Sie können die Hände wieder runternehmen.«

An dieser Stelle hoben wir geschlossen die Hände, und Milan rief: »Nix da! Überstimmt, blöde Kuh!«

Wir lachten. Alle 18. Dann guckten wir den Film weiter.

Es waren Momente wie diese, die die Zeit in Münster für mich so besonders machten. Kleine Anekdoten, die den Ernst des Klinikalltags durchbrachen und ihn mit einem ironischen Humor aufluden, den ich bislang nie in irgendeiner Therapie oder Klinik erlebt hatte. Allein die Tatsache, dass wir uns als 18-köpfige Patientengruppe einer Klapse vor dem Fernseher trafen, um mit »Einer flog übers Kuckucksnest« einen Film über eine 18-köpfige Patientengruppe in einer Klapse zu gucken, fand ich lustig. Dass wir den Film an bestimmten Stellen mit ritualisierten Mitmachaktionen wie dem Handheben kommentierten, ebenfalls. Dass nach dem Abspann jedes Mal Diskussionen losbrachen, welche unserer Stationsschwestern am ehesten der diabolischen Schwester Ratched aus dem Film glich, sowieso. Ich war für Schwester Monika. Die hatte mit ihren blaugrauen Augen und ihrem verkniffenen Mund immerhin zwei ihrer charakteristischen Merkmale. Milan plädierte für Schwester Ursel. Die war zwar klein und dick und damit in optischer Hinsicht das komplette Gegenteil der Filmfigur, aber wegen ihrer ruppigen Art unterstellte Milan ihr eine sadistische Ader. So richtig ernst gemeint war das allerdings nicht. Im Grunde waren die Ärzte und Schwestern hier alle ganz nett. Außerdem wussten sie, was sie taten, sonst wäre ich garantiert nicht so lange geblieben.

Die Klinik war in einem modernen Backsteinbau untergebracht, der von außen eher wie ein Wohnungsgebäude aussah als ein Krankenhaus. Im Gegensatz zur Heinrich-Sengelmann-Anlage, die abseits des Ortskerns zwischen den Äckern von Bargfeld-Stegen gelegen hatte, lag die Christoph-Dornier-Klinik mitten in der Innenstadt von Münster. Zum berühmten St.-Paulus-Dom waren es nur fünf Minuten Fußweg, und wenn man um zwei Ecken bog, konnte man die Gitter der gruseligen Wiedertäuferkäfige am Turm der Lamberti-Kirche in der Ferne schimmern sehen. Bis zum Schlossgarten, in dem ich mit Milan manchmal Spaziergänge machte, dauerte es zehn Minuten.

Mein Aufenthalt hier begann Ende Mai. Es war ein warmer Frühling, die Luft war mild, das Grün explodierte, die Tage wurden spürbar länger. Anfangs war mir all das noch gleichgültig. Doch sobald ich selbst anfing aufzublühen, nahm ich das Erwachen der Natur umso deutlicher wahr. Lange dauerte das nicht. Münster war der mit Abstand schnellste und effektivste Krankenhausaufenthalt, den ich in meiner Kliniklaufbahn je hatte.

Das diagnostische Wochenende im März hatte mit einer Verdachtsdiagnose geendet, die mich ziemlich beeindruckte. Sie lautete: »Kombinierte Persönlichkeitsstörung mit narzisstischen und schizoiden Anteilen«. Das war neu. Und es klang krass. Als ich es googelte, schien es mir allerdings gar nicht mehr so abwegig. Das Attribut »schizoid« wurde mir fast sympathisch, weil es sich populären Quellen zufolge durch eine verstärkte Vorliebe für Fantasy auszeichnete. Damit konnte ich etwas anfangen. Schon als Kind hatte ich mich viel mit einfacher Fantasy beschäftigt, als Jugendlicher hatte ich mich dann zur High Fantasy hochgearbeitet. Das passte also. Dass Schizoidie auch mit Einzelgängertum, zwanghafter Eigenbeobachtung und der Meidung von zwischenmenschlichem Kontakt einherging, klang weniger inspirierend, aber dass auch das zu mir passte, konnte ich nicht bestreiten. Beim Narzissmus war das Identifikationspotenzial geringer. Einen gesteigerten Drang nach Anerkennung ließ ich noch durchgehen – allein deshalb, weil wirkliche Anerkennung in meinem bisherigen Leben Mangelware gewesen war. Aber dass ich mich selbst überschätzte und unbedingt anderen imponieren wollte, kam mir dann doch an den Haaren herbeigezogen vor. Ich ließ mich trotzdem auf den Vorschlag einer fünfwöchigen stationären Behandlung ein. Ich tat es eher Till zuliebe als um meiner selbst willen. Vielleicht aber auch, weil mir auf unserer vierstündigen Autofahrt klar geworden war, wie satt ich das eintönige Leben in der WG hatte. Eine wirkliche Hoffnung auf eine Besserung meiner Situation hegte ich trotzdem nicht.

Entsprechend still und misstrauisch war ich, als ich zwei Monate später meinen Klinikaufenthalt antrat. In »schemaorientierten Einzeltherapiesitzungen« ließ ich mir geduldig, aber teilnahmslos die Methoden erklären, die zur »Erhöhung meines Störungswissens« und zur »Verringerung der Belastung durch aktuelle Stressoren« beitragen sollten, während ich in »kompetenzorientierten Gruppentherapiekonzepten« meine 17 Mitpatienten beobachtete. Wir waren ein wild zusammengewürfelter Haufen aus Frauen und Männern verschiedenster Herkunft und Altersklassen. Manche litten an Zwangserkrankungen, andere an Depressionen und Angststörungen, viele auch an Magersucht. Letztere war ein Behandlungsschwerpunkt der Klinik. Die Betroffenen waren extrem dünn und teilweise so geschwächt, dass sie sogar im Rollstuhl sitzen mussten. Ich hatte in meinem Leben selten so abgemagerte Menschen gesehen. Am Anfang hätte ich kaum gewagt, ihnen die Hand zu schütteln. Allerdings kam ich auch gar nicht in die Verlegenheit, da mich meine soziale Phobie noch immer fest in ihren Fängen hatte. Von Pflichtterminen abgesehen, mied ich jegliche zwischenmenschliche Interaktion. Wenn jemand Blickkontakt suchte, sah ich auf den Boden, sobald die Sitzungen vorbei waren, flüchtete ich in mein Zimmer.

Mein größter Horror waren die Mahlzeiten. Weil sie keinen moderierten Rahmen hatten, fühlte ich mich dort wie Freiwild. Ich war gezwungen, innerhalb eines festgelegten Zeitraums im Speisesaal zu erscheinen, mich vor den Augen aller anderen am Büfett zu bedienen und obendrein in ihrer Gegenwart zu essen. Letzteres war ich überhaupt nicht mehr gewohnt. In den vergangenen Monaten hatte meine Nahrungsaufnahme ausnahmslos unter Ausschluss der Öffentlichkeit stattgefunden. Hier war das nicht möglich. Die Klinik duldete nicht, dass man volle Teller mit aufs Zimmer nahm. Wenn ich nicht hungern wollte, blieb mir also nichts anderes übrig, als mich dem Spießrutenlauf der unberechenbaren Zufälle und unerbittlichen Blicke zu stellen. Anfangs versuchte ich noch zu tricksen, indem ich extra früh zum Essen ging, in der Hoffnung, dass alle anderen später kommen würden. Als diese Rechnung nicht aufging, versuchte ich es umgekehrt und kam erst zehn Minuten vor Kantinenschluss. Aber auch das klappte nicht so richtig. Alleine war ich nie im Speisesaal. Die Folge war, dass ich mich permanent beobachtet fühlte. Jeder Biss und jedes Schlucken kosteten Überwindung, jedes Stühlerücken brachte die Gefahr mit sich, dass sich unerwartet jemand zu mir an den Tisch setzen würde. In den ersten fünf Tagen blieb ich verschont, da mich meine Mitpatienten in Ruhe ließen. Doch am sechsten Tag war die Schonfrist vorbei. Da kam Milan.

Er setzte sich beim Abendessen zu mir, während ich gerade hastig mein Brot in mich hineinschlang. Milan war Mitte 40, klein, drahtig und kam aus Holland. In den Gruppensitzungen hatte er erwähnt, dass er Frau und Kinder hatte. Das passte zu ihm. Seine Erscheinung entsprach genau dem Bild, das ich von einem zupackenden Familienvater hatte. Dass er unter Depressionen litt, passte weniger. Er wirkte dafür erstaunlich heiter und agil, aber was bedeutete das schon? Wenn es sich nicht gerade um Magersuchtpatienten handelte, sah man den wenigsten Menschen ihre psychischen Erkrankungen auf den ersten Blick an. Das war mir nach zwei Aufenthalten in Bargfeld-Stegen und über zwei Jahren im betreuten Wohnen mehr als bewusst. Außerdem hatte ich mich ja schon seit der Kindheit zunehmend davon verabschiedet, an Parallelen zwischen äußerem Anschein und Selbstwahrnehmung zu glauben. Zumindest bei anderen Menschen. Bei mir selbst hatte ich das nie infrage gestellt. Darauf kam ich erst jetzt.

Milans Versuch, sich mit mir zu unterhalten, war zunächst ziemlich einseitig. Während er über die Klinik, das Essen und die zurückliegende Gruppentherapie sprach, gab ich lediglich knappe Kommentare von mir. Zu meinem Erstaunen brachte ich ihn mit meinen Bemerkungen mehrfach zum Lachen. Da es nicht meine Absicht gewesen war, komisch zu sein, verwirrte mich das ein bisschen. Ich wagte aber nicht, nach dem konkreten Grund seines Amüsements zu fragen. Es war Zufall, dass er ihn am Ende unseres Gesprächs von sich aus nannte: »Ich mag deinen schwarzen Humor. Aber glaub mir: Du machst dich viel kleiner, als du bist.«

Über diese Bemerkung dachte ich anschließend die ganze Nacht nach. Den schwarzen Humor konnte ich noch einigermaßen nachvollziehen. In Filmen und beim Spielen fand ich es ja selbst lustig, wenn existenzielle Situationen durch trockene Kommentare konterkariert wurden. In gewisser Weise war unser Klinikaufenthalt auch eine existenzielle Situation. Dass ich ihm trotzdem relativ kaltschnäuzig gegenüberstand, hatte damit zu tun, dass ich nicht an seine Effektivität glaubte. Das kam dann wahrscheinlich als schwarzer Humor rüber. So weit, so logisch. Die Bemerkung, dass ich mich kleiner machte, als ich war, erschloss sich mir hingegen nicht. Hängen blieb sie trotzdem. Wahrscheinlich kam sie in meinem Unterbewusstsein sogar als das an, was sie war: Eine Aufforderung, mich mehr zu trauen. Als Milan sich am nächsten Abend erneut zu mir setzte, war ich immer noch einsilbig, aber schon weniger misstrauisch. Und als er mich ein paar Tage später fragte, ob ich ihn zum Schlossplatz begleiten wolle, wo er sich nach dem Mittagessen häufig die Füße vertrat, tat ich etwas, was noch eine Woche zuvor undenkbar gewesen wäre: Ich willigte ein.

Der Schlossplatz bestand aus zwei großen Rasenflächen. Sie wurden von einem breiten Weg geteilt, der auf eine imposante Barockresidenz zuführte. Weil in dem Bau die Uni der Stadt einquartiert war, trieben sich hier viele Studenten herum. Sie picknickten auf dem Rasen, sausten mit Fahrrädern und Skateboards an uns vorbei oder trotteten einfach durch die Gegend. Mir war das geschäftige Treiben wahnsinnig unangenehm. Es stresste mich. Außerdem knallte die Sonne unerbittlich auf das Areal, und es gab keinen Schatten. So schwitzte ich obendrein wie verrückt. Milan merkte wohl, dass ich mich nicht wohlfühlte. Ohne lästige Fragen zu stellen, führte er mich an dem Prachtbau vorbei in einen weiten Park. Das war der Schlossgarten. Es fühlte sich an, als wären wir in eine andere Welt übergetreten. Hier gab es Bäume, die Schatten spendeten, es gab verschlungene Wege, einen Botanischen Garten, kleine Pavillons, Bänke, Beete, einen Teich. Vor allem aber gab es Ruhe. Eine Ruhe, die sich sofort auf mich übertrug. Die mich öffnete für das, was Milan erzählte. Das war wichtig, denn er redete über mich.

Während wir die Allee hinunterschritten, begann Milan zu reden. Von der Tatsache, dass er sich freute, dass ich mitgekommen war, schwenkte er über zu einer persönlichen Beurteilung meiner Probleme. Er erklärte, wie unverhältnismäßig er die Ängste einschätzte, von denen ich in den Therapiesitzungen gesprochen hatte. Wie unsinnig er es fand, dass ein großer, breiter Kerl wie ich sich davor fürchtete, durch seine bloße Existenz die Angriffslust fremder Menschen auf sich zu ziehen. Dass meine schwarzen Klamotten und meine Statur mich eher wie eine Respektsperson als wie ein ideales Opfer wirken ließen. Dass ich bei aller Unsicherheit mehr Dominanz als Unterwürfigkeit ausstrahlte. Auch für meine Scheu, vor Menschen zu sprechen, sah er keinen Grund. Er meinte, selbst meine wenigen Redebeiträge hätten ihm gezeigt, dass ich durchaus etwas zu sagen hatte. All diese Dinge habe er mit der Bemerkung gemeint, dass ich mich kleiner machte, als ich war.

Milan erzählte mir das alles, ohne dass ich danach gefragt oder darum gebeten hatte. Seine Ansprache war gleichzeitig eine Standpauke und eine Arie der Ehrerbietung. Ich konnte mich nicht erinnern, dass sich je zuvor jemand in dieser Genauigkeit und mit so viel Wohlwollen mit meiner Wirkung auf andere Menschen auseinandergesetzt hatte. Die Ausführungen stellten in ihrer Entschiedenheit 20 Jahre voller Selbstzweifel infrage und brandmarkten zwei Jahre soziale Phobie kategorisch als absurd. Nachdem er geendet hatte, schien es für ein paar euphorische Momente sogar mir denkbar, dass meine Ängste auf einem Missverständnis beruhten. Dieser Sinneswandel glich einem Erdrutsch. Es war ein kleines Beben, das an diesem sonnigen Nachmittag in den frühlingshaft grünen Weiten des Schlossgartens von Münster meine Welt durchrüttelte. Es sprengte kleine Risse in meinen Panzer aus versteinerter Angst. Es ließ mich schwanken, wo ich vorher erstarrt gewesen war. Es entfachte Funken, die ich für immer verloschen geglaubt hatte. Vor allem aber machte es mich hungrig. So hungrig, dass mir an diesem Abend beim Essen nicht mal die Blicke der anderen den Appetit verdarben. Das war der Anfang einer Wende. Denn der Hunger blieb.

Schweinehunde und Bananen

Eine soziale Phobie ist nicht von einem Tag auf den anderen behoben. Und Zweifel, die sich jahrelang verfestigt haben, verflüchtigen sich nicht innerhalb weniger Wochen. Aber wenn sie auf ein Umfeld treffen, in dem sie nicht genährt, sondern hinterfragt werden, können sie aufweichen, durchlässig werden und in kurzen, lichten Momenten in Vergessenheit geraten. All das geschah bei mir nach der Standpauke im Schlossgarten. Sie hatte zur Folge, dass ich mich öffnete. Nicht nur für Milan, sondern auch gegenüber den anderen Mitpatienten. Schon wenige Tage später stahl ich mich nicht mehr heimlich in den Speisesaal in der Hoffnung, dass mich niemand bemerkte, sondern setzte mich aus freien Stücken mit zu den anderen an den Tisch.

Indem ich den Fokus von eigenen Ängsten auf meine Mitmenschen verlagerte, erkannte ich, dass Milan recht hatte. Niemand hier wollte mir etwas Böses. Die meisten waren selber scheu und angreifbar, auch sie mussten erst Vertrauen zu mir aufbauen. Wenn sie es irgendwann taten, war das für mich jedes Mal ein Erfolg. Ich fand regelrecht Gefallen an den kleinen Eroberungen des Klinikalltags. Sie hoben nicht nur meine eigene Laune, sie trugen auch zu einem generellen Aufklaren der Atmosphäre bei. Das Misstrauen, das zuvor allgegenwärtig gewesen war, verflog. Aus einer Aura gegenseitiger Ablehnung wurde ein Klima der Zuwendung. Das beflügelte mich. In meiner dritten Woche fing ich an, neue Patienten anzusprechen, die sich schüchtern an die Tische in den Ecken schlichen. Ich lud sie ein, sich zu uns anderen zu setzen. Später initiierte ich sogar, dass die Tische im Speisesaal zusammengeschoben wurden, sodass wir alle an einer großen Tafel aßen, statt uns an verschiedenen Plätzen zu isolieren. Damit war der Ort meiner täglichen Pein endgültig zum Zentrum der Kommunikation geworden. Hier entspannen sich Gespräche und bildeten sich neue Allianzen, es wurden Themen vertieft und Ansichten diskutiert. Irgendwann wurden sogar Pläne geschmiedet. So kam es zu abendlichen Gruppenzusammenkünften im Garten und dem »Kuckucksnest«-Fernsehtreff. Wie schnell wir zu einer Gemeinschaft zusammenwuchsen, beeindruckte sogar das Klinikpersonal. Während Schwester Monika und Schwester Ursel uns bald nur noch als »Kuscheltruppe« bezeichneten, bemerkten die Therapeuten, dass sie noch nie eine Patientengruppe erlebt hatten, die so offen und harmonisch miteinander umgegangen war. Auch diese Reaktionen wertete ich als Erfolg.

Ich habe Milan nie gefragt, ob seine Schlossgarten-Standpauke von Methoden inspiriert wurde, die er sich bei den Psychologen abgeguckt hatte. Ich erinnere mich auch nicht mehr genau, ob das schnelle Zusammenwachsen unserer Patientengruppe zumindest in Teilen aus der direkten Umsetzung von Anregungen aus dem Therapiealltag erwuchs. Fakt ist jedenfalls, dass beide Bereiche sich gut ergänzten. Auch in den Sitzungen wurde das Auf-andere-Zugehen geübt, und auch von den Therapeuten wurde der Abgleich von Eigenwahrnehmung und Außenwirkung thematisiert. In meiner dritten Klinikwoche gab es zum Beispiel eine Gruppensitzung, in der meine Mitpatienten aufgefordert waren, ihre persönliche Einschätzung meiner Person zu Papier zu bringen. Gleichzeitig sollten sie etwas über ihre eigenen Sorgen und Unsicherheiten aufschreiben. So wurde mir einerseits die Möglichkeit gegeben, weitere Ansichten über meine Person einzuholen, gleichzeitig konnte ich die Treffsicherheit meiner eigenen Einschätzungen von Stärken und Schwächen anderer überprüfen.

Für die Übung verteilte ich Zettel, auf denen stand: »Mein Name ist Aaron Wahl. Ich bin nun seit drei Wochen in der Klinik und würde mich über Antworten auf einige Fragen sehr freuen, die mir helfen sollen, mich selbst besser einzuschätzen.« Danach folgten sieben Fragen nach dem Motto: »Welchen Ersteindruck habe ich auf Dich/Sie gemacht?«, »Welche Eigenschaften sehen Sie/siehst Du in mir?« und »Gibt es Situationen, in denen Sie/Du selbst unsicher bist? Welche sind das?«

Die Du/Sie-Sprachregel hatte damit zu tun, dass neben den Patienten, unter denen sich eigentlich alle duzten, auch zwei Therapeutinnen mitmachten. Ihre Beteiligung war bezeichnend für die Augenhöhe-Strategie der Klinik. Die Ärzte waren keine Diktatoren, die ihre Schützlinge vom hohen Ross herab zu Klausuren und Geständnissen zwangen. Sie waren Impulsgeber, die uns in partnerschaftlicher Weise zu Einsichten verhalfen, mit denen wir unsere persönliche Situation besser einzuschätzen und zu bewältigen lernen sollten. Statt eines Tonfalls des Bedauerns oder der Herablassung herrschte ein Tonfall der Ermutigung. Das schlug sich auch in den Antworten auf den Fragebögen nieder. Eine Therapeutin notierte: »Ich hatte das Gefühl, man muss Sie ein bisschen anstupsen. Sie tun sich schwer, sich selbst wohlwollend zu betrachten. Beurteilung: Da ist ein junger Mann, der sich mehr trauen sollte.« Bei den Fragen, in denen es um ihre eigene Person ging, gab sie zu, dass sie Probleme hatte, vor Gruppen und Vorgesetzten Meinungen zu behaupten, die der Mehrheit widersprachen. Damit gab sie sich selbst eine gewisse Blöße. Sie war keine unfehlbare Instanz mehr, die nur über mich verfügte und urteilte. Sie wurde zu einem Menschen mit Fehlern und Schwächen. Einem Menschen, wie ich einer war.

Es war interessant zu lesen, wie die Mitpatienten auf meine Fragen antworteten. Häufig waren die Schwerpunkte ihrer Anmerkungen ein Spiegel ihrer eigenen Interessen. Andererseits schrieben gerade die, die sonst besonders still waren, auffällig viel. Inhaltlich wiederholten sich viele Dinge, die Milan mir schon im Schlossgarten gesagt hatte. Oft hieß es, dass ich eine zu schlechte Meinung von mir selbst und eine zu negative Sicht auf die Welt hatte, dass ich schüchtern und unsicher wirke, aber in Situationen wie dem Tischezusammenschieben eine

Durchsetzungskraft beweise, die zeigt, dass mehr in mir steckt. Es machte mir Mut, so etwas zu lesen. Milan selbst fasste sich in dieser Übung kurz. Da ich seine Antworten bereits kannte, beschränkte er sich auf knappe, aber mehrdeutige Kurzbeschreibungen wie diese zu meiner äußeren Erscheinung: »Dominant, lieb und stark, aber auch immer in Schwarz.« Letzteres bezog ich auf meine Klamotten. Milan musste mir erst erklären, dass er auch auf meinen Humor und meine düstere Weltsicht anspielte. Ich war fasziniert, wie vielschichtig eine so kurze Aussage sein konnte. Danach überprüfte ich auch die Antworten der anderen noch einmal auf Doppeldeutigkeiten, allerdings ohne welche zu finden. Trotzdem fand ich die Übung eine hilfreiche Methode, sich gleichzeitig mit sich selbst und seiner Umwelt auseinanderzusetzen und sich dadurch der eigenen Position in der Gemeinschaft klar zu werden.

Ein weiterer psychologischer Taschenspielertrick war die Konfrontationstherapie, die jeden Donnerstagvormittag auf dem Programm stand. Wir gingen dafür in kleinen Gruppen in die Fußgängerzone, wo unsere einzige Aufgabe war, beliebige Leute nach der Uhrzeit, dem Weg oder einem Taschentuch zu fragen. Es waren simple, eigentlich harmlose Übungen, trotzdem fühlte ich mich ihnen über Wochen nicht gewachsen. Ich traute mich einfach nicht. In den geschützten Räumen der Klinik und im vertrauten Kreis der Patienten Öffnungsprozesse zuzulassen war etwas völlig anderes, als das Gleiche auf offener Straße mit Wildfremden zu tun. Allein die Vorstellung ließ meinen aufgeknackten Schutzpanzer auf einen Schlag wieder versteinern. Ich fürchtete die Blicke, die Worte, die Reaktionen. Ich fürchtete alles. Am meisten aber die Zurückweisung.

In den ersten drei Wochen verweigerte ich meine Teilnahme an der Konfrontationstherapie. Ich ging lediglich mit und sah zu. Beim Beobachten begriff ich allmählich, worum es bei der Übung ging. Dass sie dazu da war, uns vor Augen zu führen, dass die Ängste in unseren Köpfen in keinem Verhältnis zu den Gegebenheiten der Realität standen. Die angesprochenen Leute achteten oft gar nicht auf die Fragenden. Meist präsentierten sie nur wortlos ihre Armbanduhren und Handys, zückten eine Packung Tempos oder wonach auch immer sie gefragt worden waren, dann eilten sie weiter, als ob sie selbst auf der Flucht waren oder näheren Kontakt scheuten. Meist wirkten die Begegnungen mehr wie Choreografien des Ausweichens als wirkliche Konfrontationen. Das ließ mich Mut fassen. Mein Widerstand schmolz dahin. In der vierten Woche fühlte ich mich endlich so weit. Ich überwand meinen inneren Schweinehund und kündigte meine Beteiligung an.

Am folgenden Donnerstag standen wir mit fünf Leuten in der Fußgängerzone und warteten auf Instruktionen. Ich war zu allem bereit. Briefkasten, Dom, Zigarette – ich hätte nach allem gefragt. Doch Fragen war jetzt auf einmal nicht mehr das Thema. Stattdessen holte die Therapeutin eine Hundeleine aus ihrer Tasche und drückte sie mir in die Hand.

»Was soll das denn?«, fragte ich.

»Du gehst heute Gassi«, lautete die Antwort.

Als ich verständnislos an der hundelosen Leine hinuntersah, kramte die Therapeutin erneut in ihrer Tasche. Sie holte eine Banane hervor und lächelte: »Hiermit!«

Bevor ich etwas erwidern konnte, hatte sie die Banane schon am Haken der Hundeleine befestigt und sagte: »Na, dann mal los!« Ich war zu perplex, um zu protestieren. Ich stutzte kurz, kämpfte dann aber meine Zweifel nieder und setzte mich in Bewegung. Ich lief durch die Fußgängerzone. Mit der Leine in der Hand. An der die Banane baumelte. Die Situation war ziemlich surreal. Nach ein paar Schritten blieb ich stehen und drehte mich nach den anderen um. Wenn ich auf einen Rückruf gehofft hatte, auf ein »April, April«, auf das die richtige Aufgabe folgte, wurde ich enttäuscht. Statt mich zurückzuwinken, wurde mir mit aufmunternden Handbewegungen signalisiert, dass ich weitergehen sollte. Also tat ich es. Ich ging Gassi. Mit einer Banane an der Leine. Wenn die Leute in Münster uns bisher nicht für Bekloppte gehalten hatten, dann fingen sie jetzt vermutlich damit an. Das dachte ich zumindest. Ich rechnete mit dummen Sprüchen, hämischem Lachen oder Jugendlichen, die nach der Banane schnappten, doch nichts von alledem geschah. Klar, ein paar Leute drehten sich nach mir um, einige schmunzelten auch. Aber die meisten überholten mich oder eilten mir entgegen, ohne überhaupt zu bemerken, dass ich an meiner Leine keinen Bobtail, Dackel oder Pudel Gassi führte, sondern eine Tropenfrucht. Um ehrlich zu sein, wurde es schnell langweilig. Nach drei Minuten kehrte ich um.

»Und? Wie haben die Passanten darauf reagiert, dass eine Banane an Ihrer Hundeleine hing?«, wollte die Therapeutin wissen.

»Manche haben sich umgedreht«, antwortete ich wahrheitsgemäß.

»War das alles?«

»Manche haben auch gelacht.«

»Wie viele denn?«

»Na, ein paar. Sechs oder sieben vielleicht.«

»Und der Rest?«

Ich zuckte mit den Achseln und lieferte ihr die Antwort, die sie haben wollte: »Denen ist die Banane wohl gar nicht aufgefallen.«

Als wir zurück in der Klinik waren, wurde diese Aussage dann noch ein bisschen auseinandergenommen. Es wurde erklärt, dass die Banane ein Symbol für die vermeintlichen Makel war, mit denen Menschen mit sozialen Phobien fürchteten, ihre Mitmenschen abzustoßen. Dass der Mangel an denkwürdigen Reaktionen bezeichnend war für die Oberflächlichkeit, die den Großteil zwischenmenschlicher Kontakte prägte. Natürlich auch, dass man daraus schließen konnte, dass es für übergroße Ängste vor Fremden wenig Grund gab, weil die meisten Menschen sowieso mit sich selbst beschäftigt waren. Ich kann nicht sagen, dass mir das alles neu war oder dass es konkret zum Schwinden meiner Ängste beitrug, aber trotzdem halte ich die Hundeleine mit der Banane bis heute für ein gutes Bild. Es symbolisiert die Absurditäten, die menschliches Zusammenleben prägen, aber auch behindern. Die Aktion blieb allerdings meine einzige Konfrontationstherapie. Es war inzwischen Mitte Juni, und meine Entlassung stand bevor.

Es fiel mir nicht leicht zu gehen. Als ich mein Zimmer ausgeräumt hatte und meine Abschiedsrunde machte, wurde mir mit jedem Schritt klarer, wie viel ich in dieser Klinik gelernt hatte. Ich scheute mich nicht mehr davor, den Magersuchtpatienten die Hand zu schütteln, ich hatte meine Skepsis gegenüber Ursel, Monika und den Therapeuten verloren, das gesamte Haus war angefüllt mit angenehmen Erinnerungen, und die zusammengeschobenen Tische im Speisesaal kamen mir vor wie ein persönliches Vermächtnis. Ich wusste, dass es schwer werden würde, die positive Energie dieses Ortes in mein altes Leben hinüberzuretten. Andererseits wollte ich aber auch gar nicht mehr in mein altes Leben zurück. Wenn mir Münster eines klargemacht hatte, dann, dass sich vieles, vielleicht sogar alles ändern musste. Ich hatte jahrelang nicht mehr daran geglaubt, dass es aus der Sackgasse der Angststörungen einen Ausweg gab. Jetzt glaubte ich es wieder oder hoffte es zumindest. Bevor diese Hoffnung verflog, musste ich die Veränderung meiner Situation vorantreiben.

Die Verdachtsdiagnose der narzisstisch-schizoiden Persönlichkeitsstörung hatte sich laut meinem Entlassungsbericht als Irrtum erwiesen. Stattdessen wurden die bekannten Diagnosen »Soziale Phobie« und »Störung der Impulskontrolle« bestätigt. Allerdings in einem deutlich geringeren Maß als zum Zeitpunkt meiner Einweisung. In der sogenannten Epikrise hieß es: »Die Entwicklung des Patienten während der gesamten stationären Behandlung kann als sehr positiv bezeichnet werden [...] Im Laufe der Therapie schaffte er es trotz Schwierigkeiten auf emotionaler Ebene mehr und mehr Veränderungen auf konkreter Verhaltensebene auszuführen, indem er seine dysfunktionalen Kognitionen und Annahmen zunehmend hinterfragte und lockerte, und Handlungen tätigte, die ihm bislang unmöglich erschienen.«

Das konnte ich bestätigen. Mit den »Schwierigkeiten auf emotionaler Ebene« brachte das ärztliche Fazit zudem einen Punkt zur Sprache, auf dem ich aufbauen wollte. Die letzten Wochen hatten mir etwas gezeigt, was ich in der Taubheit der phobischen Jahre in Bad Oldesloe fast vergessen hatte: dass auch ich zu Emotionen fähig war. Ich hatte die Geborgenheit einer Gemeinschaft gespürt und den Frühling im Schlossgarten erlebt, ich hatte Zweifel verworfen und Hoffnung geschöpft, mit Milan gelacht und gegen meinen inneren Schweinehund gewonnen. All das war schön gewesen. Es hatte sich gut angefühlt. Nur greifbar war es bisher irgendwie nicht. Die positiven Gefühle schienen Zufallsprodukte zu sein. Sie waren Verkettungen glücklicher Umstände geschuldet. Bewusst herbeiführen oder erklären konnte ich sie nicht, weshalb sie mich immer wieder verunsicherten. Auch das wollte ich ändern.

Inselwinter

Wenn Amrum im Sommer ein Ort erhabener Ruhe war, dann war es im Winter eine Lektion in vollendeter Stille. Statt Touristen, Ausflüglern und Badegästen bevölkerten jetzt nur Wildkaninchen, Sturmmöwen und ein paar wenige Einheimische, die das ganze Jahr über hier lebten, den kleinen Streifen Land in der Nordsee. Nachdem am Nachmittag die letzte Fähre abgelegt hatte, schien die Insel eins zu werden mit dem Universum. Sie wurde von einem Kokon aus Kälte, Dunkelheit und Schweigen eingeschlossen, dessen schwarze, von Sternen funkelnde Haut sich erst am nächsten Morgen auflöste, wenn sich die träge Januarsonne über den zugefrorenen Dünen heraufschob. An Tagen, an denen sich die Sonne nicht zeigte, fühlte ich mich wie in einem Nest aus Wolken. Dann versank die Landschaft in einem alles durchdringenden Blaugrau, das jeden Schritt und jedes Wort dämpfte und die reetgedeckten Häuser so transparent wirken ließ, als könnten sie von einem Augenblick zum nächsten mit dem Himmel verschmelzen oder vom Seewind verweht werden. Der Wind war mein einziger Gefährte in diesen frostigen Tagen der Neuorientierung. Er trieb mich morgens aus dem Bett und sang mich abends in den Schlaf. Nur selten verstummte er. Dann allerdings richtig. Wenn ich in solchen Momenten auf die Terrasse trat und aufs Meer blickte, war es so still, dass ich das Klopfen meines eigenen Herzens hören konnte. Es schlug also noch. Trotz allem, was passiert war. Das war ein Grund weiterzuarbeiten.

Münster lag inzwischen anderthalb Jahre zurück. Eine der ersten Maßnahmen, die ich nach meiner Entlassung aus der Klinik in Angriff genommen hatte, war der Auszug aus dem betreuten Wohnen. In den Therapiegesprächen war mir klar geworden, dass daran kein Weg vorbeiführte. Die Örtlichkeiten in Bad Oldesloe waren so sehr von den negativen Erfahrungen der letzten Jahre geprägt, dass sie den vorsichtigen Optimismus, mit dem ich die Christoph-Dornier-Klinik verließ, nach kürzester Zeit zunichtegemacht hätten, wenn ich dauerhaft dorthin zurückgekehrt wäre. Anfangs spielte ich sogar mit dem Gedanken, nach Münster zu ziehen. Aber weil das nächste Studiensemester bevorstand, war es unmöglich, dort eine Wohnung zu finden. So zog ich zurück ins Haus meiner Mutter. Das war für uns beide eine Notlösung, aber es war angesichts meiner Lage (erwerbslos, arbeitsunfähig, schwerbehindert) die einzige kurzfristig umsetzbare Alternative. Dass damit auch die alten Streitereien wieder hochkochten, war ein unangenehmer Nebeneffekt, aber das nahm ich in Kauf und versuchte, mich nicht zu sehr davon beeinflussen zu lassen. Stattdessen konzentrierte ich mich auf die Neuordnung meiner sozialen Verbindungen außerhalb von zu Hause.

Dazu gehörte an erster Stelle, dass ich Sophie aus meinem Leben strich. Der Kontakt zu ihr war in den Monaten nach dem großen Bruch nie ganz abgerissen. Wir telefonierten ab und zu, sie schrieb mir regelmäßig. In Münster war mir bewusst geworden, wie kontraproduktiv das war. Wie sollte eine Wunde, die immer noch schmerzte, heilen, wenn der Mensch, der sie verursacht hatte, immer wieder an ihr kratzte? Außerdem führte das Telefonieren und Schreiben zu nichts. Stattdessen folgte es einem »Lass uns Freunde bleiben«-Prinzip, das ich eigentlich ablehnte.

Trennungen, die mit der Ansage »Lass uns Freunde bleiben« einhergingen, waren in meinen Augen fast immer faule Kompromisse. Der Part, der sich der Beziehung entledigen wollte, beruhigte sein schlechtes Gewissen, indem er vorgab, ein Stück Restverantwortung zu übernehmen, der Part, der sich die Beziehung zurückwünschte, tröstete sich damit, dass die Verbindung zum einstigen Partner weiterhin Bestand hatte. Dass sich damit irgendwie beide in die Tasche logen, war eine Sache. Dass es völlig unlogisch war, in einem solchen Fall von

»Freundschaft« zu sprechen, eine andere. Die meisten Paare waren vor ihren Beziehungen doch nie befreundet gewesen. Meinen Beobachtungen zufolge sah der Standardfall so aus: Zwei Menschen lernten sich kennen, verliebten sich, kamen zusammen und hatten eine glückliche Beziehung. Wenn sich diese glückliche Beziehung in eine unglückliche verwandelte, trennten sie sich. Manche einigten sich dann aus den zuvor erwähnten Motiven darauf, Freunde zu bleiben. Das war aber meistens leeres Gerede. Denn um Freunde *bleiben* zu können, mussten sie eigentlich erst mal Freunde *werden*. Sie hatten sich bisher schließlich nur als Beziehungspartner kennengelernt. Theoretisch ließ sich daran anknüpfen, in der praktischen Umsetzung schien es aber sehr schwierig zu sein, eine neue Freundschaft auf den Trümmern einer verbrannten Beziehung aufzubauen. Deshalb funktionierte es in der Regel nicht. Das leuchtete mir ein. Deshalb lehnte ich die »Freunde bleiben«-Strategie ab.

Dass ich diesen Grundsatz in Bezug auf Sophie bis jetzt nicht angewendet hatte, lag daran, dass ich dachte, die Dinge lägen bei uns anders. Da wir nie im klassischen Sinne zusammen gewesen waren, hatten wir die Freundschaftsebene offiziell nie verlassen. Wir waren nie Beziehungspartner, sondern immer nur befreundet gewesen, also sprach auch nichts dagegen, Freunde zu bleiben. Was ich bei dieser Theorie ausgeblendet hatte, war allerdings die Tatsache, dass Sophie die Spielregeln unserer Freundschaft durch das Ausklammern des Sexuellen rigoros verändert hatte. Dadurch waren wir eines unserer wichtigsten Kommunikationsmittel beraubt. Die Tatsache, dass es sich dabei um genau das Kommunikationsmittel handelte, das normalerweise Beziehungen von Freundschaften unterschied, mag als Indiz dafür dienen, dass unser Verhältnis vielleicht doch mehr gewesen war als eine Freundschaft. Aber darum ging es mir in diesem Moment nicht. Mir ging es darum, dass zwischen uns ein Vertrauen zerstört worden war, das sich von meiner Seite aus nicht wiederherstellen ließ. Damit hatte es auch keinen Sinn mehr, den Kontakt aufrechtzuerhalten.

Ich schrieb Sophie eine lange Mail. Es war eine Abrechnung, aber auch eine Befreiung. Zum ersten Mal formulierte ich ohne Umschweife, was ich von ihrem damaligen Verhalten hielt, was es bei mir angerichtet hatte und wie unverantwortlich ich ihr Schweigen danach fand. Das Schreiben endete mit einer letzten Bitte. Ich beschwor sie, sich nie wieder bei mir zu melden. Niemals sollte sie versuchen, sich wieder in mein Leben zu drängen, und niemals sollte sie es wagen, diese Mail zum Anlass für einen Versuch zu nehmen, ihr eigenes Gewissen zu entlasten. Nichts hätte ich unwürdiger gefunden als eine plumpe, von gekränkter Eitelkeit motivierte Antwort, in der sie ihr Verhalten vor mir und sich selbst schöngeredet hätte.

Nachdem ich meine Mail abgeschickt hatte, fühlte ich mich für einen kurzen Moment sehr leer, aber auch sehr frei. Wenn mich die schwebende Unterhaltung in der ersten Nacht mit Sophie auf der *Empress*-Terrasse daran hatte glauben lassen, dass unsere Seelenverwandtschaft uns zu einem Stück Ewigkeit gemacht hatte, so hatte ich mich jetzt selbst eines Besseren belehrt. Es war vorbei. Wir existierten nicht mehr.

Sophie erfüllte meine Bitte. Ich hörte und las nie wieder von ihr. Dafür kehrte ein anderer Weggefährte aus Bad Oldesloe in mein Leben zurück: Jonas. Besonders weit war er nicht gekommen auf seiner Suche nach einem Neuanfang in einer anderen Stadt. Hatte er früher bei den *Schwarzen Nächten* in Lübeck als DJ aufgelegt, so tat er jetzt das Gleiche bei den *Schwarzen Nächten* in Hamburg. Jetzt, wo ich selbst wieder dort lebte, war das für uns praktisch. Wir telefonierten und trafen uns ein paar Mal. Jedes Mal beschwor Jonas mich, doch mal wieder mit auf eine Party zu kommen. Das *Empress* und das Debakel mit Vanessa seien lange her, meinte er. Außerdem sei die Szene in Hamburg lange nicht so provinziell wie die in Lübeck. Es sei doch sicher auch gut für mich, wenn ich mal wieder unter Leute käme und so weiter und so fort.

Nach einigen Wochen des Zögerns ließ ich mich breitschlagen. Wir beschlossen, am Freitagabend zur *Schwarzen Nacht* in den *Kaiserkeller* zu gehen. Das war auf der einen Seite umsichtig und auf der anderen Seite gewagt. Umsichtig, weil der *Kaiserkeller* am Fuße der Großen Freiheit lag und ich den Laden und sein Umfeld von früher kannte. Gewagt, weil mich das Gewimmel auf der Feiermeile schon früher, lange bevor mir das Wort soziale Phobie überhaupt geläufig gewesen war, gestresst hatte. Überdies waren die *Schwarzen Partys* im *Kaiserkeller* berühmt für ihren großen Andrang.

Meine erste Nacht auf der Piste seit Jahren war also nicht weniger als eine Konfrontationstherapie im XXL-Format. Entsprechend sorgfältig wurde sie geplant. Wir wählten bewusst einen Abend, an dem Jonas nicht auflegen musste, sodass er die ganze Zeit an meiner Seite bleiben konnte. Weiterhin sprachen wir ab, dass ich mit dem Auto zur Reeperbahn fahren und vom Parkplatz aus eine SMS mit meinem Standort schicken würde, von wo aus Jonas mich abholen sollte. Ohne Begleitung hätte ich mich definitiv nicht aus dem Auto getraut.

Der Plan wurde stringent durchgezogen. Der große schwarz gewandete Aaron ging mit seinem spindeldürren schwarz gewandeten Bodyguard Jonas zur rauschenden *Schwarzen Nacht* in den *Kaiserkeller*. Ich weiß nicht, was passiert wäre, wenn meine Supermarktstarre mich in der flackernden, dröhnenden, schwitzenden Enge des Clubs ereilt hätte. Die Vorstellung finde ich ziemlich gruselig. Aber es ist müßig, sie zu vertiefen. Das Manöver ging gut. So gut, dass wir es im nächsten Monat wiederholten. Und im übernächsten. Bald führten uns unsere Ausgehtouren nicht mehr nur in den *Kaiserkeller*, sondern auch ins *Kir*, in die *Markthalle* und ins *Hafenklang*. Tatsächlich lernte ich bei den Gothic-Partys Schritt für Schritt, mich wieder einigermaßen angstfrei unter Menschen zu bewegen.

Schon bald brauchte ich meinen Bodyguard Jonas kaum noch. Ich lernte neue Leute kennen. Das war aufregend und ermutigend. Es führte allerdings auch zu neuen »Schwierigkeiten auf emotionaler Ebene«.

Dadurch, dass ich mich wieder öfter unter Menschen bewegte, erlebte ich einige Déjà-vus. Nicht nur traf ich zwischendurch Valerie wieder, es kehrten auch altbekannte Muster zurück – das Zurückweichen von Leuten, wenn ich sie auf Geschichten ansprach, die sie mir im Suff erzählt hatten; das Zusammensacken der Tanzflächenjünger, sobald die Musik eine Pause machte; Momente, in denen Jonas mich darauf hinwies, dass ich gerade angeflirtet worden war, ohne dass ich es bemerkt hatte. Die unsichtbare Wand, die seit jeher zwischen dem Verhalten meiner Mitmenschen und meiner Fähigkeit, es zu deuten, gestanden hatte, wurde wieder spürbar. Manchmal behinderte sie mich, manchmal führte sie zu Verwirrung, manchmal schien sie auch einfach nur Dinge zu verschleiern, die jeder wahrzunehmen schien, nur ich nicht. Die Wiederkehr dieser Motive brachte mein altes Interesse an Gefühlen und deren Ausdruck zurück.

Beseelt von den erhellenden Erfahrungen der Selbst- und Fremdbetrachtungen in Münster, versuchte ich diesmal das Problem analytisch anzugehen. Ich beschäftigte mich intensiv mit Mimik, Körpersprache und den Möglichkeiten, sie einzusetzen, um das Interesse von Menschen zu erregen beziehungsweise selbst welches zu signalisieren. Es traf sich gut, dass Jonas sich ebenfalls mit diesen Dingen beschäftigte und wir viel darüber redeten. Allerdings verfolgten wir dabei grundlegend unterschiedliche Interessen. Während ich Gesten und Gesichtsausdrücke in erster Linie verstehen und lesen wollte, um angemessener auf meine Gesprächspartner reagieren zu können und Missverständnisse zu vermeiden, ging es Jonas vor allem um eines: Manipulation. Er wollte Signale senden und unbewusste Verhaltensweisen entschlüsseln, um dadurch

Menschen dazu zu bringen, dass sie sich unbewusst seinem Willen beugten. Bei diesen Menschen handelte es sich vorrangig um Frauen. Frauen, mit denen er ins Bett wollte. Sein Umzug nach Hamburg hatte ihn zu einem ziemlichen Schürzenjäger werden lassen.

Zwischenzeitlich wollte er mich sogar für gemeinsame Aufreißmanöver erwärmen, aber da war er bei mir an der falschen Adresse. Weder hatte ich Interesse an der kalkulierten Form von Schlafzimmerdiplomatie, die ihn antrieb, noch konnte ich bei seinen Methoden der gestischen und verbalen Zündkerzentaktik auch nur ansatzweise mithalten. Aus heutiger Sicht ist das logisch: Im Gegensatz zu Jonas war ich von der unsichtbaren, aber zu diesem Zeitpunkt noch namenlosen Mauer namens Autismus umgeben, die mich bei jedem bewussten Versuch, Gesten und Mimik einzusetzen, sehr schnell in meine Schranken wies. Nicht, dass ich es nicht versucht hätte. Ich erinnere mich an Partys, bei denen ich vorsätzlich jede meiner Erzählungen mit Gesten untermalte. Ich machte ausladende Armbewegungen, schüttelte demonstrativ den Kopf, fuchtelte mit den Händen herum. Ob meine Gesten zu meiner Erzählung passten? Keine Ahnung. Ich denke nicht, sonst wäre ich mir am Ende des Abends nicht so doof vorgekommen. Dass ich mich mit den Bewegungen auseinandergesetzt hatte, hieß ja nicht, dass ich ihren Sinn und Zweck wirklich verstand. Ich kapierte das Muster dahinter ja gar nicht. Das merkten die Menschen, mit denen ich mich unterhielt, mit Sicherheit ebenso, wie ich es merkte, wenn jemand »Mir geht's gut« sagte, obwohl es ihm dreckig ging. Es war einfach unauthentisch. Das wurde mir glücklicherweise bald selbst klar. Ich sah ein, dass ich zur Verstellung einfach nicht taugte. Und dass ich zu einer gewissen Intensität von Gefühlen nicht in der Lage war. Also konzentrierte ich mich wieder auf die Gefühlsausdrücke anderer. Mein zweiter BDSM-Frühling erblühte.

Angesichts meines Wiedereinstiegs in die Schwarze Szene

und der verstärkten Auseinandersetzung mit Körpersprache war es folgerichtig, dass ich irgendwann anfing, mich gezielt nach BDSM-Dates umzugucken. Sicher spielte auch Jonas' Einfluss eine Rolle. Ich fand zwar, dass sein neues Casanova-Dasein nicht besonders zu ihm passte, aber es faszinierte mich trotzdem, dass er jedes Wochenende eine andere Frau abschleppte. Ich hätte das nicht gekonnt. Bis ich mein erstes Date nach dem Abschied von Sophie ausmachte, dauerte es fast ein Jahr. In der Zeit zuvor chattete ich ein bisschen, ließ es aber nie zu einem Treffen kommen. Ich hatte Angst vor Überforderung. Vermutlich zu Recht. Wäre ich gleich zu Anfang an eine Person geraten, deren wahres Aussehen und Verhalten sich drastisch von ihrer Selbstdarstellung im Profil unterschieden hätte, wäre die Gefahr groß gewesen, dass ich die halb geöffnete Pforte meiner neuen Aufgeschlossenheit vor Verwirrung sofort wieder zugeschlagen hätte. Die seltsame Angewohnheit, dass Leute in ihren Chat-Profilen mit uralten Fotos arbeiteten, auf denen sie sich selbst schön fanden, die aber überhaupt nicht mehr den aktuellen Stand spiegelten, fand ich immer albern. Wenn Absprachen und Tonfall, die vorher im Chat vorgeherrscht hatten, weiterhin durchgehalten wurden, konnte ich trotzdem damit leben. Mir ging es ja ohnehin weniger um stereotype Körperideale als um die Emotionen, die die Körper zum Ausdruck brachten. Diesbezüglich bekam ich in den folgenden zwei Jahren einiges mit.

Ich war nie der Typ, der sich mit einer Frau traf, sein Ding durchzog und wieder verschwand. So was konnte und wollte ich nie. Vorher setzte ich mich immer mit der Person auseinander. Sei es durch Chats oder das Studieren der Profile. Zweitens war mir Sicherheit wichtig. Mir war klar, dass bei einer sexuellen Praktik, in der das Spiel mit Schmerz im Zentrum stand, körperlich und seelisch viel kaputtgehen konnte. Allein das Fesseln war ein weites Feld. Wenn sich jemand fesseln lassen musste, um sich gehen lassen zu können, lieferte er sich dem dominanten Partner damit aus. Es lag somit in dessen Verantwortung, das Kräfteungleichgewicht nicht zu missbrauchen. Da ich immer den dominanten Part übernahm, sah ich es als meine Aufgabe, die Partner aufzufangen, was ich auch immer tat.

Ich stellte allerdings auch fest, dass manche das gar nicht wollten. Diese Menschen legten es darauf an, rücksichtslos behandelt zu werden. Es gehörte für sie dazu, am Ende einer Session mit ihrem Schmerz alleine gelassen zu werden. Das waren die Seiten, die ich an BDSM ungesund fand. Wenn es um tiefe Selbstverachtung ging, um die Wiederholung zurückliegender Gewalterfahrungen, um das Bedienen von Traumata.

Einmal traf ich mich mit einer Frau, die wollte, dass ich sie so behandelte, dass sie sich nicht mehr als menschliches Wesen fühlte. Ich sollte sie beschimpfen, treten und als »es« betiteln. Das machte ich nicht. Weil ich es nicht wollte. Aber auch weil ich mich dabei genauso unauthentisch gefühlt hätte wie bei den ausladenden Gesten in der Untermalung einer Unterhaltung. Auch hier war es mir unmöglich, mich zu verstellen.

Es gab aber auch schöne Momente. Leute, die völlig losließen und am Ende nicht vor Schmerz, sondern vor Glück weinten. Leute, die ihren ersten Orgasmus erlebten. Leute, die das taten, was auch Sophie so gut gekonnt hatte: sich öffnen und ihren Gefühlen freien Lauf lassen. Ich bin immer noch der Meinung, dass BDSM für dieses Bedürfnis ein gutes Mittel sein kann. Aber nur in einem Maß, das verarbeitbar ist und keine Zusammenbrüche fördert. Der Mittelweg zwischen Genuss und Zerstörung ist in diesem Bereich ein schmaler Grat.

Nach ein paar Monaten begann das Karussell der Erfahrungen sich immer schneller zu drehen. Erlebnisse wiederholten sich. Immer öfter fiel mir auf, dass mehr Menschen bei Dates die Bedienung von Traumata anstrebten als authentische Gefühle. Begegnungen, die spürbar intensiv und schön gewesen waren, führten seltsamerweise dazu, dass die Partnerinnen den Kontakt zu mir danach abrupt abbrachen, statt ihn zu vertiefen. Das Verhalten der Leute erschien mir zunehmend widersprüchlich und unlogisch. Nach anderthalb Jahren des Suchens und Nichtfindens fühlte ich mich wieder leer und ruhelos. Die Dates gaben mir immer weniger, meine sonstige Lebenssituation war nach wie vor ziellos, ich wohnte immer noch bei meiner Mutter. Zwischenzeitlich merkte ich außerdem, wie ich in depressive Muster zurückfiel, die mir aus Bad Oldesloe vertraut waren.

Schließlich zog ich die Reißleine. Neujahr 2014 beschloss ich, meinem Leben wieder eine Richtung zu geben. Ich plante eine Resozialisierung auf eigene Faust. Auf Amrum. Das Haus meiner Großeltern vermietete meine Mutter inzwischen als Feriendomizil, aber im Winter stand es häufig leer. Damit war es frei für mich. Fünf Wochen lang zog ich mich dorthin zurück und ging auf die Suche nach mir selbst. Vor meiner Abreise sah ich mir im Internet alle möglichen Videokurse an, die der Persönlichkeitsfindung dienen sollten. Das meiste war Bullshit. Bei *Clifton's Strengthsfinder* gab ich irgendwann entnervt auf, weil der Test so irre lang war und die Fragen sich ständig wiederholten. Das war vermutlich Absicht, aber es nervte. Außerdem brauchte ich keinen Online-Test, um mir ins Bewusstsein zu rufen, was meine Stärken und Schwächen waren. Als ich dann auf der Insel war, hatte ich nur noch Handy-Internet. Der Rest waren Schreibprogramme auf dem Notebook, Papier, Stifte, Kaffee und der beruhigend verlässliche Wechsel von tiefschwarzen traumlosen Nächten und arbeitsamen Tagen.

Die erste Woche diente der systematischen Erfassung meiner Talente, Macken und Bedürfnisse, die zweite der Analyse meiner Referenzen und Grundvoraussetzungen, die dritte und vierte der Erarbeitung konkreter Ziele inklusive Wegen, sie zu erreichen, die fünfte der Fixierung dessen, was ich mir von der Verwirklichung der Ziele versprach. Am Ende hatte ich eine

Liste mit Dingen, die es nach meiner Rückkehr nach Hamburg abzuarbeiten galt. An oberster Stelle stand die Beendung des Betreuungsverfahrens. Sie war für mich der Schlüssel zurück in ein halbwegs selbstständiges Dasein, in dem ich mir weitere Ziele (eigenes Bankkonto, Job oder Praktikum, eigene Wohnung, wenn's passte eine Beziehung) Schritt für Schritt selbst erarbeiten konnte.

Mir war klar, dass es Zeit und Kraft kosten würde, mir meinen Platz in der Gesellschaft, aus der ich aussortiert worden war, zurückzuerkämpfen. Doch nach fünf klärenden Wochen in der reinigenden Stille des Inselwinters fühlte ich mich stark genug, diesen Kampf anzutreten. Ein Ausdruck dieser Stärke ist wohl, dass ich kurz vor meiner Abreise an einen Ort zurückkehrte, an dem für mich vor vielen Jahren die Zeit stehen geblieben war. Ich ging zum ersten Mal seit den Beerdigungen in der Kindheit auf den Friedhof von Amrum, um das Grab meiner Großeltern zu besuchen. Dort stand ich an einem klirrenden Februarnachmittag in der kalten Sonne, hörte den Möwen beim Kreischen und dem Wind beim Heulen zu und sah auf den schlichten grauen Stein hinunter, in dessen Oberfläche die Namen von Großmutter und Großvater eingraviert waren. Der Anblick der schmucklosen, bescheidenen Buchstaben brachte etwas in mir zum Schwingen. Eine Erinnerung? Schmerz? Auf einmal waren meine Wangen feucht von Tränen. Ich spürte sie, weil sie im Wind gefroren, nicht weil ich sie bewusst vergossen hatte. Vielleicht weil es Tränen waren, die seit Jahren darauf gewartet hatten, endlich geweint zu werden. Die gehofft hatten auf diesen Besuch, der mehr war als nur eine Rückkehr. Er war ein Aufbruch. Der Aufbruch zu mir selbst.

Die Wende

2016 war mein Wendejahr. Im Frühling teilte mir das Amtsgericht Wandsbek offiziell mit, dass die Betreuung durch Reinhold Liebig aufgehoben und das Betreuungsverfahren eingestellt wurde. Diesem Beschluss ging großer Zoff mit meiner Familie voraus. Meine Mutter war alles andere als einverstanden, dass ich auf eigene Faust den Zustand auflösen wollte, den sie mir nach dem Debakel mit meinen Shopping-Touren eingebrockt hatte. Früher wäre ich angesichts ihres Geschimpfes sicher eingeknickt, aber infolge meiner Zeit auf Amrum war ich entschieden und sicher genug, um mich nicht einschüchtern zu lassen. Ich setzte ihr die Pistole auf die Brust. In einer Ansage, die ich ausnahmsweise nicht aus der hochkochenden Wut eines Streits hervorschleuderte, sondern sachlich und entschlossen vorbrachte, meinte ich: »Entweder ihr unterstützt mich bei dieser Sache, oder es kommt zum endgültigen Bruch.«

Das war wohl deutlich genug, um zu zeigen, wie ernst ich es damit meinte, mein Leben wieder in die eigenen Hände zu nehmen. Meine Mutter gab ihren Widerstand auf. So entsprach das Amtsgericht am 27. Mai meinem Wunsch, die Betreuung aufzuheben und meine Angelegenheiten wieder selbst regeln zu dürfen, mit folgenden Worten: »Diesem Antrag war zu entsprechen, da sich für das Gericht keine Hinweise darauf ergeben haben, dass der Wunsch des Betroffenen nicht Ausdruck einer freien Willensentscheidung wäre.«

Das Urteil beruhte auf einer Anhörung, in der ich dem Richter erstens Herrn Liebigs klägliche Untätigkeitsbilanz dargelegt und zweitens deutlich gemacht hatte, dass er nur dazu beitrug, Entwicklungen zu verhindern, aber nie sie zu fördern. Das war mir in der Zeit nach der Amrumer Resozialisierung noch mal überdeutlich geworden. Es gab kein Vorhaben, das Liebig nicht blockiert hätte. Die Eröffnung eines eigenen Bankkontos lehnte er kategorisch ab, in Bezug auf die Beendung des Betreuungsverfahrens stellte er sich sowieso quer, meinem Vorhaben, wieder in Arbeit zu kommen, begegnete er mit dem Einwand, dass ich es gar nicht erst versuchen solle, weil er sowieso keine Verträge für mich unterschreiben würde. Das Risiko könne er in meinem eigenen Interesse nicht eingehen. Über diese verlogene Moral könnte ich bis heute an die Decke gehen. Wie konnte sich ein Mensch, der mich in sieben Jahren keine zehn Mal persönlich getroffen und sich generell nie für meine Sicht der Dinge interessiert hatte, anmaßen, zu beurteilen, was mein Interesse war? Er hörte sich meine Pläne ja nicht mal an. Das Einzige, was ihn interessierte, war das schnelle Geld, das er durch sein Nichtstun verdiente. Das sah der Richter wohl genauso. Deshalb gab er mir recht. Das war ein Erfolg, den ich nach einer langen Durststrecke dringend brauchte.

Abgesehen von den Blockaden durch Herrn Liebig musste ich nach Amrum feststellen, dass ein guter Wille meinerseits nicht ausreiche, um den guten Willen von Behörden, Ämtern und Arbeitgebern zu wecken. Zwei Jahre lang schrieb ich wöchentlich mehrere Bewerbungen für Praktika und Minijobs, ohne auch nur eine einzige Antwort zu bekommen. Meine Bemühungen, das Abi nachzuholen, wurden einerseits behindert, weil ich wegen meines schlechten Abschlusszeugnisses eine Sondergenehmigung der Stadt Hamburg gebraucht hätte, und zweitens, weil die Schulleiterin des Aufbaugymnasiums, in das ich zu einem Gespräch eingeladen wurde, zu bedenken gab, dass sie meine Motivation zwar zu schätzen wisse, aber nicht sicher sei, ob ich mit den wilden, naiven und deutlich weniger motivierten Schülern ihrer Schule klarkommen würde. Dieser Einwand brachte bei mir prompt alte Mobbing-Erinnerungen aus der Jugendzeit zurück. Ich nahm vorerst Abstand vom Aufbaugymnasium. Stattdessen holte ich Informationen über den zweiten Bildungsweg via Fernabitur ein. Statt meine Vorhaben zügig umzusetzen, war ich also vollauf damit beschäftigt, Bedingungen zu schaffen, die die Umsetzbarkeit überhaupt erst möglich machten. Das nervte, aber ich hatte immerhin zu tun.

Bei einem weiteren Projekt des Wendejahres ging mein Entschluss zur Selbstfindung ausnahmsweise Hand in Hand mit den Wünschen meiner Mutter. Sie entwickelte in dieser Phase ein gesteigertes Interesse daran, dass ich mich auf Autismus untersuchen ließ. Dieser Aspekt hatte nach den frühen Verdachtsmomenten in der Kindheit über Jahre keine Rolle gespielt, doch jetzt war er auf einmal Dauerthema. Es verging kein Tag, an dem meine Mutter nicht drängelte, ich solle doch mal einen Autismus-Experten aufsuchen. Ob sie darin eine letzte Möglichkeit sah, mich wieder in Therapie zu bringen, oder ob sie neue Erkenntnisse gewonnen hatte, kann ich nicht beurteilen. Ich weiß nur, dass ich den Gedanken selbst nicht abwegig fand. Ich wäre ihm allerdings nicht aus eigenem Antrieb nachgegangen, weil ich keine Lust auf eine weitere Therapie hatte. So kam es zu der denkwürdigen Situation, dass das tägliche Gedrängel meiner Mutter ausnahmsweise einmal etwas Positives bewirkte. Damit sie endlich Ruhe gab, ließ ich mich auf den Vorschlag ein. Es war eine gute Entscheidung.

Meine Wahl fiel auf eine Praxis, die auf »Erwachsene mit einer Autismusspektrumsstörung« spezialisiert war. Sie lag im vornehmen Hamburger Stadtteil Harvestehude in einer ruhigen, von Lindenbäumen gesäumten Straße. Die Behandlungsräume waren im ersten Stock einer weißen Gründerzeitvilla untergebracht. Die Stufen knarrten, als ich die Treppe hochstieg, die Dielen ächzten, als ich ins Behandlungszimmer trat. Es herrschte eine angenehm ruhige Atmosphäre. Alles wirkte gediegen und strahlte eine gewisse Gelassenheit aus. Das galt auch für die Therapeutin. Sie war eine kluge, bedächtige Frau in den Vierzigern, die sich zurückhaltend, aber mit wachem Blick meine Geschichte anhörte, um dann diverse Tests durchzuführen. Ihr Schwerpunkt war die »Kognitive Verhaltenstherapie«, eine Disziplin, die sich damit beschäftigte, »wie Gedanken und Annahmen unsere Gefühle und Körperempfindungen beeinflussen«. Das fand ich interessant. Ein zweites Argument, das mich zum Herkommen bewogen hatte, war ein Zitat auf der Praxis-Website. Es stammte von dem antiken Philosophen Epiktet und lautete: »Nicht die Dinge an sich beunruhigen den Menschen, sondern seine Sicht der Dinge.« Dieser Gedanke klang gleichzeitig verwirrend und auf ungreifbare Weise vertraut. Er sollte aber schon bald greifbar werden.

Mein Entwicklungsprozess aus Sicht meiner Therapeutin

Als Sie zum ersten Mal in meine Praxis kamen, war es Ihr erklärtes Ziel, sich auf Asperger-Autismus untersuchen zu lassen. Sie hatten sich mit dem Thema auseinandergesetzt, und es war Ihnen wichtig zu erfahren, ob bei Ihnen eine Asperger-Disposition gegeben sein könnte. Sie waren damals 25. Ich bin Verhaltenstherapeutin mit Spezialisierung auf die Behandlung von Erwachsenen mit Störungen im Autismusspektrum, also war ich für Sie die richtige Ansprechpartnerin. Sie brachten sehr gute intellektuelle und verbale Fähigkeiten mit, viele Kompetenzen im Gespräch und der Interaktion. Die Kommunikation mit Ihnen war einfach. Bei Menschen im schweren Autismus-Spektrum ist das oft nicht der Fall, aber derartige Merkmale spielen bei der Diagnostik nur eine untergeordnete Rolle. Die Diagnose wird nicht anhand oberflächlicher Beobachtungen erstellt. Vielmehr gibt es standardisierte Interview-Leitfäden und Tests, die uns Therapeuten bei einer fundierten Diagnostik helfen.

Ich habe mal gehört, dass ein Arzt sagte: »Der Patient hat gelacht, also kann er kein Asperger sein.« Diese Aussage ist natürlich nicht richtig. Allerdings artikuliert sie ein häufiges Missverständnis. Viel zu oft wird davon ausgegangen, dass Menschen im Autismusspektrum unsensibel seien oder nicht fühlen könnten. Das ist nicht der Fall. Die Betroffenen fühlen wie jeder andere. Eher ist häufig die sensitive Fähigkeit erhöht, sodass ein innerer Chaos-Zustand entsteht, sobald zu viele Spannungen wahrgenommen werden.

Wir gehen davon aus, dass Menschen im Autismusspektrum in einer ständigen Reizüberflutung leben, dass sie ein Vielfaches der Reize wahrnehmen und verarbeiten, die Nichtautisten verarbeiten. Das führt dazu, dass sie vieles vermeiden, was ein Zuviel an Reizen bedeutet, und dadurch nur schwer lernen können, wichtige Signale von unwichtigen zu unterscheiden. Was wiederum zur Folge hat, dass soziale Signale generell nicht gut erlernt werden können. Hinzu kommt, dass Autisten das Äußern von Emotionen nicht unbewusst übernehmen und automatisieren. Folglich nutzen sie Mimik und Gestik nicht oder nur kaum zum spontanen Selbstausdruck und für die Vermittlung sozialer Signale, beziehungsweise setzen diese nicht ein, um eigene Absichten deutlich zu machen. Umgekehrt schätzen sie die Intentionen von anderen nicht automatisiert ein. Dadurch entsteht ein verzögerter oder unerwarteter Ausdruck, der irreführend ist.

Insgesamt entwickelt sich aus alledem ein Verhalten, das von neurotypischen – also nichtautistischen – Menschen oft als ungewöhnlich oder seltsam wahrgenommen wird. Weil Asperger-Autismus vor allem eine genetische Disposition darstellt, äußert sich dieses Verhalten schon in der frühen Kindheit. Ein wichtiger Bestandteil der Diagnostik ist somit, herauszufinden, ob gewisse Merkmale sich von Anfang an durchgezogen haben oder ob sie als Folge eines kritischen Ereignisses in der Kindheit oder Jugend entstanden sind. In Ihrer Kindheit gab es mit dem Tod Ihres Großvaters und der Trennung Ihrer Eltern zwei kritische Erfahrungen, die einen Einfluss auf Ihre Entwicklung genommen haben. Das musste ich berücksichtigen.

Für die Diagnostik hole ich zunächst Unterlagen, Informationen und Berichte über Vorbehandlungen ein. Weiterhin gibt es einen Interview-Leitfaden für den Patienten und einen Interview-Leitfaden für Eltern. Letzterer bezieht sich hauptsächlich auf das Alter zwischen vier und fünf Jahren, also auf frühe Äußerungen von Asperger-Merkmalen. Wie gesagt: Es ist essenziell, die Einschätzungen einer Person zu hören, die den Patienten im Kindesalter erlebt hat. In Ihrem Fall war das Ihre Mutter. Bei Patienten, bei denen die Eltern nicht mehr leben, versuche ich mit Tanten, Onkel, Geschwistern oder anderen Personen zu sprechen, die den Betroffenen in der Kindheit erlebt haben. Gibt es solche Personen nicht, wird es schwer zu differenzieren, was früh da war und was später entstanden ist. Im Zweifelsfall kann die Diagnostik dadurch erheblich erschwert oder sogar unmöglich werden. Bei psychischen Erkrankungen gibt es nun mal keinen einzelnen Messwert, der eine klare Positiv- oder Negativ-Diagnose ermöglicht. Vielmehr wird aus Gesprächen und Tests ein Gesamtbild entwickelt.

Als Therapeut entwickelt man für gewisse Dinge mit der Zeit einen diagnostischen Blick. Verwendet der Patient beim Erzählen viele Gesten und Mimik? Sehen die Gesten gelernt aus, oder entstehen sie intuitiv? Wie wird generell mit nonverbaler Kommunikation umgegangen?

Der letzte Punkt ist oft sehr aufschlussreich. Dadurch dass Menschen im Autismusspektrum Probleme haben, Mimik und Gestik spontan zu nutzen, um einem Gegenüber ihre Intention deutlich zu machen, sind sie stärker auf verbale Kommunikation angewiesen als neurotypische Personen. Ich nutze in meiner Diagnostik und Therapie gerne zusätzliche Verhaltensexperimente, um herauszufinden, wie beispielsweise nonverbale Kommunikationsweisen von meinen Klienten wahrgenommen oder spontan eingesetzt werden können. Auch mit Ihnen habe ich solche Verhaltenstests gemacht. Ein Beispiel: Sie sollten mir ohne zu sprechen deutlich machen, dass ich Ihnen ein Objekt aus meinem direkten Umfeld reichen soll. Zunächst dachten sie relativ lange nach, handelten nicht intuitiv. Dann artikulierten Sie verbal, was Sie dachten, erklärten, dass Sie erst auf das Objekt zeigen, dann meinen Blickkontakt suchen und schließlich auf sich selbst zeigen würden. Sie setzten die Handlungen aber erst nach meiner ausdrücklichen Aufforderung in die Tat um. Mit einem gewissen Widerwillen. Und nicht ohne anschließend zu betonen, dass Sie im Alltag einfach die nächste Situation abgewartet hätten, in der sich ein verbales Mitteilen nicht mehr ausgeschlossen hätte. Das Nachdenken, der Mangel des Intuitiven, der Widerstand gegen die Ausführung und die logische Analyse – all das können Anzeichen für eine Asperger-Disposition sein.

Hilfreich waren für die Diagnostik zudem Tests, in denen Sie einschätzen sollten, warum Personen bestimmte Dinge sagten oder was sie dabei fühlten. Ihre Beurteilungen gaben Hinweise auf Ihre »Theory of Mind«, also darauf, wie gut Sie sich in die Situation anderer Menschen hineinversetzen können. Das Ergebnis war bei Ihnen im auffälligen Bereich. Nicht im sehr auffälligen Bereich, aber der Test bereitete Ihnen sichtbar Mühe. Das Gespräch mit Ihrer Mutter sprach ebenfalls für eine Diagnose aus dem Autismusspektrum. Unterstützt wurde die Diagnose von Spezifika wie beispielsweise der Tatsache, dass Sie während Ihrer Geburt unter Sauerstoffmangel litten – ein Faktor, der nicht zwangsläufig, aber vermehrt mit Autismus assoziiert ist.

Unter Berücksichtigung all dieser Faktoren und Tests habe ich nach fünf Terminen meinen Abschlussbericht erstellt, der Ihnen Asperger-Autismus im leichteren Spektrum diagnostizierte. Danach begannen wir mit der Therapie, die in Ihrem Fall zum größten Teil aus Psychoedukation besteht, also aus der Aufklärung über die Mechanismen hinter der eigenen Andersartigkeit. Ich finde es wichtig, dabei immer wieder die Unterschiede zwischen neurotypischer Verarbeitung und autistischer Verarbeitung zu besprechen und deutlich zu machen, dass die autistische Denkweise nicht falsch ist. Sie ist einfach nur anders. Neurotypische Menschen manipulieren, sie sind schnell beleidigt, wenn jemand die Wahrheit sagt, sie können oft nicht mit Kritik umgehen oder verstellen sich aus dem Anspruch dazuzugehören. Das sind alles keine guten Tugenden. Aber es gibt natürlich Gründe, warum das so entstanden ist. Bei Personen im neurotypischen Bereich ist die oberste Priorität Gemeinsamkeit. Da werden gewisse Dinge zum Beispiel gedacht, aber nicht gesagt, wenn dadurch die Gemeinsamkeit gefährdet werden könnte. Bei Menschen im Autismusspektrum ist die oberste Priorität hingegen Ehrlichkeit. Im Prinzip eine wunderbare Tugend, die zu einem Gefühl von Offenheit führen kann. Andererseits führt schonungslose Ehrlichkeit bei neurotypischen Menschen oft zur Infragestellung des Gemeinsamkeitsgefühls, wodurch Probleme entstehen. Solche Vorgänge zu verstehen ist Ziel der Psychoedukation.

In der Therapie werden also Missverständnisse erklärt, Probleme zu ihren Ursprüngen zurückverfolgt, Perspektivwechsel angeregt.

Im besten Fall erkennen Patienten, dass es stark von der Umgebung abhängt, ob ihre eigene Disposition als Schwäche oder als Stärke empfunden wird. Sie verstehen zum Beispiel, dass sie nur deshalb Probleme mit Small Talk haben, weil er genau den Bereichen dient, in denen sie selbst ein bisschen anders funktionieren. Durch solche Erkenntnisse werden Brücken gebaut und ein neues Selbstvertrauen generiert. In Ihrem Fall habe ich den Eindruck, dass Ihnen durch Diagnose und Psychoedukation viele Dinge klarer geworden sind. Das Problemfeld wurde eingegrenzt und das Gefühl abgeschwächt, dass Sie Ihre Umwelt durchweg missverstehen. Dass daraus ein neues Selbstvertrauen erwächst, ist eine Entwicklung, die ich gerne begleite. Nach der Diagnostik haben Sie an einer Gruppe für Patienten aus dem Autismusspektrum teilgenommen, die vom Leiter der Perdekamp'schen Emotionsmethode (PEM) und mir als Experiment gestartet wurde. Sie merkten, dass Ihnen die Methode weiterhelfen kann, was meinen Eindruck bestätigte, dass die Technik eine gute Brücke zum Erlernen und Verstärken von Bedürfnissen ist.

Herzweiten

Ich kann nicht sagen, dass mein neu gewonnener Autisten-Status für mich persönlich auf Anhieb viel veränderte. Anfangs war er nur ein weiteres Glied in einer Perlenkette von Diagnosen, die im Laufe der Jahre immer länger geworden war. Doch mit den Aha-Erlebnissen, die die Psychoedukation mit sich brachte, wuchs mein persönliches Interesse am Asperger-Syndrom. Neben den Sitzungen begann ich Bücher zum Thema zu lesen. Dadurch wurde mir immer klarer, wie grundlegend dadurch meine Wahrnehmung der Welt und ihrer Bewohner geprägt wurde und wie sehr es mein Leben beeinflusst hatte.

Einen besonderen Eindruck hinterließ Tony Attwoods Standardwerk »Ein Leben mit dem Asperger-Syndrom«. Der Autor, ein australischer Star-Psychologe, der selbst einen autistischen Sohn hat, beschrieb in dem Buch die Auswirkungen der Disposition von der Kindheit bis zum Erwachsensein und veranschaulichte sie durch Beispiele aus der Erfahrungswelt seiner Patienten. Anders als die meisten anderen Experten, die über das Thema schrieben, legte Attwood den Fokus nicht auf Probleme. Er verschwieg zwar die negativen Auswirkungen nicht, stellte aber noch deutlicher die positiven Seiten des Asperger-Daseins heraus. Zum Beispiel die Chancen, die das Erkennen und Nutzen von Spezialinteressen mit sich brachte, die Objektivität bei Urteilen und die Ehrlichkeit in der Kommunikation.

Ich fand diese Herangehensweise super, weil ich mich durch sie nicht als krank beschrieben fühlte. Stattdessen fand ich mich in jedem zweiten Beispiel selbst wieder und lernte Eigenschaften, die ich jahrzehntelang als Makel empfunden hatte, als logisch erklärbare Folgen von Asperger umzudeuten. Gleichzeitig erklärte sich, warum so viele zurückliegende Maßnahmen und Medikationen bei mir wirkungslos oder kontraproduktiv gewesen waren. Sie hatten nun mal großenteils auf Fehldiagnosen beruht. Sie hatten Schmerz verursacht, der hätte vermieden werden können, und sie hatten eine Verstümmelung meiner Persönlichkeit zur Folge, wo sie hätte gefördert werden müssen. Diese bitteren Erkenntnisse waren ein unschöner Nebeneffekt meiner Recherche. Ich lernte aber auch, dass ich mit meinem Werdegang nicht allein war. Es kam weltweit immer wieder vor, dass Asperger und Autisten fehldiagnostiziert wurden und man sie infolgedessen in Richtungen drängte, die sie komplett isolierten oder ihre Probleme verstärkten. Abgesehen davon war auch eine korrekte Diagnose kein Garant für einen angemessenen Umgang. Davon zeugten fragwürdige Behandlungsmethoden wie ABA. Kurzum: Ich erfuhr eine Menge über die Welt der Psychologie und mich selbst in diesen ersten Wochen nach der Diagnose. Lebensverändernde Erfahrungen blieben aber aus. Sie folgten erst, als ich zum PEM-Experiment eingeladen wurde.

Das Projekt war ein Testballon. Meine Therapeutin hatte von einem Patienten im leichten Asperger-Bereich gehört, dass ihm die PEM-Methode geholfen hatte, Kontakt zu seinen eigenen Gefühlen herzustellen. Daraufhin hatte sie sich mit der Technik auseinandergesetzt, weitere Meinungen eingeholt und schließlich eine Gruppe aus Patienten zusammengestellt, die das Ganze in sechs Probestunden mit einem Emotionstrainer ausprobieren sollten. Ursprünglich gehörte ich nicht zu dieser Gruppe. Ich wurde erst dazugebeten, als ein Teilnehmer krankheitsbedingt ausfiel. Das war im wahrsten Sinne des Wortes ein Glücksfall.

Als ich zur ersten Stunde ging, wusste ich nicht viel über die Technik. Die Therapeutin hatte mir erklärt, dass dabei durch gezieltes Bedienen von Organen Gefühle erfahrbar und steuerbar gemacht werden sollen. Das klang abstrakt, aber interessant. Als ich im Internet nachlas, wurde ich allerdings schon wieder misstrauisch. Die Methode wurde normalerweise in einem »Kunst- und Kulturzentrum für emotionale Bildung« an den Hamburger Elbbrücken unterrichtet. Sie war in den Neunzigerjahren für Schauspieler entwickelt worden, um ihnen das authentische Darstellen von Emotionen ohne die psychische Belastung von Erinnerungsarbeit zu ermöglichen. Das klang schon wieder seltsam. Weder wollte ich auf eine Bühne, noch wollte ich Gefühle »darstellen«. Ich wollte sie verstehen und erleben. Das war ein Riesenunterschied.

Das Experiment fand in den Therapieräumen in Harvestehude statt. Es war August, die Hitze stand in den Straßen, und die Lindenbäume ächzten ebenso unter der Sonne wie ich selbst. Ich war froh, als ich den Weg vom Auto bis in den kühlen Schatten der Gründerzeitvilla hinter mir hatte. Während ich die knarzenden Holzstufen hochschritt, freute ich mich auf die vertraute Ruhe in der Praxis. Jedoch: So ruhig war es diesmal nicht. Neben mir waren fünf weitere Asperger-Patienten, die Therapeutin und der Emotionstrainer anwesend.

Ich wusste, dass die Patienten alle wie ich im leichten Asperger-Spektrum diagnostiziert waren. Vermutlich hätten sich Kandidaten aus dem stärkeren Spektrum gar nicht auf eine Gruppenübung wie diese eingelassen, weil sie mit der Menschenansammlung überfordert gewesen wären. Zu viele Fremde, zu viele Gesichter, zu viele Faktoren, die verarbeitet werden mussten. Auch ich musste zugeben, dass ich mich in den Einzeltherapiesitzungen deutlich sicherer und wohler fühlte als in der jetzigen Gruppensituation. Anfangs war ich ziemlich angespannt, aber das legte sich nach kurzer Zeit. Auch wegen der professionellen, aber menschlichen Moderation.

Der Emotionstrainer hieß Christoph. Er war Anfang 40, mittelgroß, hatte helle blaugraue Augen und eine Glatze. Irgendwie mochte ich ihn von Anfang an. Er begrüßte jeden von uns einzeln. Sein Auftreten war angenehm zurückhaltend. Trotzdem strahlte er eine Autorität aus, die an seiner Position keinen Zweifel ließ. Er war hier, um mit uns zu arbeiten. Beziehungsweise mit unseren Gefühlen. Konkret an der befreienden Emotion des Glücks. Sie war das Thema der Stunde.

Ich fand, das klang ziemlich groß. Zu groß. In den Wochen der Resozialisierung auf Amrum hatte ich immer geglaubt, ein Glückszustand würde eintreten, sobald ich die Dinge, die auf meiner Liste standen, erreicht und abgehakt hatte. Diese Vorstellung hatte sich nicht eingelöst. Weder mein eigenes Bankkonto noch die Beendung des Betreuungsverfahrens hatten mir Augenblicke beschert, die meiner Meinung nach das Prädikat Glücksmoment verdienten. Wenn doch, war Glück völlig überbewertet, oder es existierte gar nicht. Auf diese innere Haltung traf die Ankündigung, dass wir uns in der folgenden Stunde mit Glück beschäftigen würden. Ich fürchtete schon, dass das Projekt zum Scheitern verurteilt war.

Doch Christoph zerstreute meine Zweifel, und er brauchte nur wenige Minuten dafür. Er erklärte, dass es ein Missverständnis sei, dass viele Menschen ihre Vorstellung von Glück an bestimmten Dingen festmachten – an Besitz, an Status oder Erfolg. Vielmehr zeichne sich der organische Glückszustand dadurch aus, dass er explizit nicht an etwas festzumachen war, sondern vollendetes Loslassen bedeute. Im Gegensatz zu allen anderen Basisemotionen habe Glück keine Richtung. Stattdessen beinhalte es die grenzenlose energetische Ausdehnung nach links und rechts, oben und unten, vorne und hinten. Genau das würden wir jetzt ausprobieren. Bei einer Übung, die den Namen »Herzweiten« trug.

Viele Dinge, von denen Christoph sprach, klangen für mich damals sehr fremd. Maske anlegen, Augenpunkt suchen, Organenergie koppeln. Von alledem verstand ich nichts. Allerdings war es auch nicht nötig, dass ich es verstand. Ich musste einfach nur den Anweisungen folgen, und schon passierte etwas mit mir. Das war umso beeindruckender, weil es überhaupt nichts Mysteriöses oder Esoterisches hatte. Es funktionierte nach einem komplett nachvollziehbaren Muster.

Die Tatsache, dass es hier um Zellenergie ging, wurde dadurch veranschaulicht, dass wir die Handflächen aneinanderrieben, um sie anschließend in geringem Abstand gegeneinanderzuhalten und die Wärme zu spüren, die die Reibung erzeugt hatte. Diese Wärme war die Energie, die aus bioelektrischen Prozessen in Nerven und Muskeln resultierte. Das war logisch.

Auch die Sache mit dem Augenpunkt war schnell geklärt. Das war der Punkt, an dem der Sehnerv ins Auge mündete. Er lag auf der Rückseite der Augäpfel, genau dort, wo die Organenergie ins Gesicht schoss. Christoph half mir, die Stelle zu finden. Dafür sah er mir wenige Sekunden fest ins Gesicht, gab ein paar kurze Anweisungen und sagte »Danke«, sobald ich den Punkt erfasst hatte. Das war einfach. Auch wegen des guten Lehrers. Christoph war geduldig und einfühlsam, stark, aber sensibel. Es beeindruckte mich, dass er beim Suchen des Augenpunkts fragte, ob er mich an der Schulter berühren dürfe. Andere Trainer hätten so etwas für selbstverständlich gehalten. Sie hätten es einfach getan. Ich mochte den Respekt, den die Frage vermittelte. Ebenso mochte ich die logische Abfolge von Handlungen, der die Übung folgte.

Für die Glücksmaske galt es, ein wenig die Nasenflügel und Ohren zu weiten, den Unterkiefer zu lockern und ins Leere zu blicken. Dann wurde die Maske mit der Herzenergie gekoppelt. Der Rest war Loslassen.

Der Effekt, der danach einsetzte, war enorm. Innerhalb weniger Augenblicke wurde mein kompletter Körper weich, die Muskeln entspannten sich, der Kopf war ganz weit. Ich, der sonst permanent unter Spannung stand, der ständig ein Zittern in Armen und Beinen hatte und sich nie gehen lassen konnte, fühlte mich auf einmal völlig frei. Ich war gleichzeitig klar und entrückt. Wie in Watte gepackt. Wenn ich es recht bedachte, war ich nicht mehr so entspannt gewesen, seit ich zum letzten Mal auf dem flauschigen Teppich unter dem Esstisch meiner Großeltern eingeschlafen war. Das war 16 Jahre her. 16 Jahre ohne Glück? Wäre ich nicht so weggetreten gewesen, hätte mich dieser Gedanke schockiert. So aber ließ er einfach nur eine zarte, schwebende Gewissheit in mir aufsteigen: Das hier fühlte sich gut an. Ich wollte mehr davon.

6
Glück:
Noch einmal mit Gefühl

Wenn das gesamte Herz sich weitet, umfassend und 3-D-mäßig in alle Richtungen, dann ist das Glück. Es hat nichts mit Glückhaben oder Glücklichsein im herkömmlichen Sinne zu tun. Eher geht es darum, dass Körper und Geist loslassen können. Dass sie regenerieren. Dass sie frei sind. Viele Leute betreiben einen Riesenaufwand, um an diesen Punkt zu kommen. Die einen machen 50 Jahre lang Yoga, die anderen kiffen oder saufen sich die Birne zu. Es gibt viele Autisten, die süchtig werden, weil der Drogenrausch für sie die einzige Möglichkeit ist, sich zu entspannen. Dabei ginge es so viel einfacher. Mit Glück halt. Wie ein Rausch ist auch diese Emotion nur temporär. Ein Zustand, der keine Richtung hat, kann nicht von Dauer sein, sonst gäbe es ja keinen Antrieb mehr. Die Richtungslosigkeit des Glücks dient dazu, am Ende eine neue Richtung einschlagen zu können. Vorausgesetzt, man findet eine. Bei mir war das der Fall.

Glück.
Noch einmal mit Gefühl

W...

Katharsis

Die drei Wochen nach meiner unerwarteten Konfrontation mit dem Glück waren eine Phase des Schwankens, Staunens und Entdeckens. Es war ein bisschen, als ob sich das Schicksal entschieden hatte, mich für den ganzen Scheiß der vergangenen Jahre zu entschädigen, indem es ruckartig ein Füllhorn an positiven Erfahrungen und Erkenntnissen über mir ausschüttete. Aber ich glaube nicht an Schicksal. Allerdings fing ich an, in diesen Septembertagen meinen nie ganz verloren gegangenen Glauben an das Gute im Menschen wiederzuentdecken. Das war ein gleichzeitig inspirierender und beglückender Prozess. Aber er war auch kräftezehrend.

Das Glückstraining in Harvestehude ließ mich so wachsweich und tiefenentspannt zurück, dass Christoph anschließend eine Aggressionsübung mit mir machte, um mich wieder auf die Beine zu bringen, da ich sonst nicht in der Lage gewesen wäre, Auto zu fahren. Erneut zeigte er mir, wie ich eine Maske anlegte, erneut koppelten wir sie mit der Organenergie. Nur dass es sich diesmal statt der Glücksmaske um die Aggressionsmaske handelte, und das aktivierte Organ nicht das Herz, sondern die Leber war. Innerhalb weniger Sekunden wich die Weichheit aus meinen Gliedern oder wie Christoph es ausdrückte: »Jetzt hast du wieder eine Richtung. Aggression ist pure Vorwärtsenergie.«

Als wir anschließend auseinandergingen, schossen mir tausend Fragen durch den Kopf. Es waren zu viele, um sie sortieren und stellen zu können. Mehr als ein schlichtes »Danke« kam mir nicht über die Lippen. Deshalb freute ich mich, dass Christoph mir eine Visitenkarte gab. Sie war wie ein Fuß in der Tür, die ich mit meinen Fragen gerne weiter aufstoßen wollte. Konnte es wirklich sein, dass ein Gefühl, das ich 16 Jahre lang nicht mehr gespürt hatte, durch ein paar simple Anweisungen einfach so angeschaltet werden konnte? Ließ sich das beliebig oft wiederholen? Wie stark wirkte Aggression, wenn sie nicht gegen einen watteweichen Glückszustand arbeiten musste? Und was waren die übrigen »Basisemotionen«, von denen Christoph gesprochen hatte?

Wenig später wusste ich die Antworten. Sie lauteten: Ja, ja, sehr stark, Trauer, Lust, Ekel, Angst. Acht Wörter, die an sich wenig aussagten. Doch hinter ihnen verbarg sich eine ganze Welt. Eine Welt mit einer unglaublichen Tiefe und Weite. Die Welt der Emotionen.

Ich weiß nicht mehr genau, ob ich mir etwas Konkretes davon versprach, als ich Christoph am nächsten Tag anrief. Da meine Handlungen eigentlich immer einen logisch erklärbaren Grund haben, ist es gut möglich, dass ich es bei dem Telefonat auf eine Vertiefung des Emotionstrainings anlegte. Vielleicht wollte ich aber auch einfach nur meine Fragen loswerden und Christoph mitteilen, wie beeindruckend das Training für mich gewesen war. Dass es ein Zittern vertrieben hatte, das seit Jahren in meinem Körper festsaß. Dass ich seit Ewigkeiten nicht mehr so entspannt gewesen war. Meine Begeisterung über diese Erfahrungen war Grund genug, um einen Anruf zu rechtfertigen. Doch es wurde mehr daraus. Am Ende des Telefonats stand eine Einladung ins PEM-Center an den Elbbrücken. Christoph meinte, dort würde am nächsten Wochenende ein kostenloser Schnupperkurs für Neueinsteiger stattfinden, den er leitete. Ich solle doch vorbeikommen, um mir ein umfassenderes Bild zu machen.

Ich zögerte eine Weile, bis ich mich wirklich dazu durchrang, hinzugehen. Die Aussicht, in einem fremden Umfeld mit einer Gruppe fremder und in diesem Fall mit Sicherheit nichtautistischer Menschen an meinen Emotionen zu arbeiten, schien mir ziemlich gewagt. Andererseits hatte ich mich auch schon im Glückstraining sehr bald ganz auf Christoph konzentriert und die anderen Personen im Raum ausgeblendet. Ich konnte mich teilweise nicht mal mehr an ihre Gesichter erinnern. War es das schöne Gefühl nach dem Herzweiten nicht wert, das Risiko einzugehen? Nach der Antwort auf diese Frage musste ich nicht lange suchen. Sie lautete natürlich Ja.

Es war ein heißer Septembersonntag, an dem ich zum ersten Mal die PEM-Zentrale besuchte. Das Center war in einem einstöckigen Backsteinbau in Rothenburgsort in der Nähe des Hamburger Billehafens untergebracht. Von außen war es groß, rot und schlicht. Im Hintergrund rauschte der Verkehr der achtspurigen Straße zu den Elbbrücken, nur wenige Meter entfernt floss majestätisch die Elbe Richtung Meer, die Möwen kreischten, die Sonne brannte, die Nachbarn waren ein Gebrauchtwagenhändler und ein Taxi-Unternehmen. Das war etwas anderes als die Gründerzeitromantik in Harvestehude. Nicht so gediegen und wohlständig. Eher erdverbunden, ein bisschen rau und im Einklang mit den Elementen. Ich fand, die Umgebung passte zu Christoph. Sie passte auch dazu, dass es an diesem Ort darum ging, das Leben und seine Emotionen zu spüren. Es gefiel mir dort.

Als ich die breite Treppe zum Eingang hochstieg, war ich ziemlich aufgeregt. Doch nachdem ich das Foyer betreten hatte, gab es einen kurzen Moment der inneren Einkehr. Weil ich überpünktlich war, waren noch nicht viele Leute da. Für ein paar Augenblicke lag das Foyer ohne Trubel und Stimmengewirr vor mir. Die Decke war schwarz gestrichen, die Wände in Weiß, Rot und warmen Holztönen gehalten. Es gab eine Bar, Sofas, Tische, verschiedene Sitzgruppen, die Wände hingen voller Bilderrahmen mit Zeitungsausschnitten, Fotos und Urkunden. Der Raum war wie ein riesiges Wohnzimmer. Irgendwie gemütlich.

»Bist du für den Schnupperkurs hier?«

Erst jetzt bemerkte ich die zierliche blonde Frau, die hinter dem Empfangstresen neben der Eingangstür saß.

»Ja«, antwortete ich.

»Dann herzlich willkommen«, lächelte sie. »Ich bin Inka.«
An diesem Zeitpunkt endet die chronologische Erinnerung an meinen ersten Besuch im Center. Das Bild der lächelnden Frau am Empfang schiebt sich heute direkt in ein zweites Bild dieses Nachmittags, in dem Inka nicht lächelte, sondern brüllte, tobte und mit den Füßen aufstampfte. Dieses Bild war die Antwort auf die Frage, wie stark Aggression wirkte, wenn sie nicht gegen Glück anarbeitete. Es stammte aus einer Aggressionsübung, die »Gorilla« hieß und einen von zahlreichen Momenten im Schnupperkurs markierte, die mich nachhaltig beeindruckten. Ein anderer war, als Inka Angst zeigte. Dabei weiteten sich ihre Augen, als würden sie jeden Moment aus den Höhlen fallen, sie schrie, bebte und stolperte rückwärts, bis sie mit dem Rücken an die Wand stieß und zu Boden sank. Es war bemerkenswert, wie viel Kraft und Energie in ihrem zierlichen Körper steckten und wie schnell sie in der Lage war, deren Richtung und Ausdruck zu ändern. Solche optischen Eindrücke waren es diesmal, die mich bewegten. Bei den Übungen hielt ich mich hingegen eher im Hintergrund. Es waren doppelt so viele Leute anwesend wie in der Testgruppe in Harvestehude, und es ging alles viel schneller als dort. Es reichte mir, zuzusehen, um ein Bild zu bekommen. Ich musste nicht mitwirken. Das wurde respektiert.

Nach dem Kurs hatte ich ein langes Gespräch mit Christoph, in dem er mir erklärte, dass es viele Menschen gäbe, die schon beim Zuschauen der Übungen eine Menge mitnähmen. Das sei die Katharsis, die die alten Griechen gemeint hatten, wenn sie im Theater Situationen auf die Bühne brachten, deren Betrachtung beim Publikum zur Selbstreinigung beziehungsweise zu einem Erkenntnisgewinn beitrug. Für ihn sei die Katharsis der Grund, warum er Theater spiele. Aber die Perdekamp'sche Emotionsmethode sei eben nicht nur für Theaterleute hilfreich, sondern diene auch der Persönlichkeitsbildung bei Geschäftsleuten, Lehrern oder sozialen Problemfällen. Er habe zum Beispiel Coachings im Hamburger Jugendknast Hahnhöfersand gehabt, bei welchen viele junge Männer gut auf die Methode ansprechen, weil sie es gewohnt waren, mit ihrem Körper zu arbeiten, der auch das Instrument der Methode war.

»Die PEM fuhrwerkt nicht im Kopf rum«, meinte Christoph. »Sie hat nicht den Anspruch, dir zu sagen, wer du bist. Aber sie lässt dich machen. In einem kontrollierten Rahmen und unter Gesichtspunkten der Reflexion des Körpers. Wir haben das Credo ›Unterstützung hilft zur Handlungsfreiheit und zur Vielfalt‹. Oft hilft genau das den Menschen, zu sich selbst zu finden.«

Er erzählte, dass er selbst früher cholerisch gewesen war und vor Auftritten wahnsinniges Lampenfieber gehabt habe. Beide Probleme habe er durch die Methode in den Griff bekommen. Dann machte er eine kurze Pause und sagte: »Als wir beide neulich die Aggressionsübung gemacht haben, habe ich bei dir übrigens eine leichte Blockade bemerkt. Zur Aggression kamst du nicht so schnell hin wie zum Glück. Das ist bei vielen jungen Männern so. Die halten ihre Kraft zurück aus innerer Sorge, sie nicht im Griff zu haben und über die Stränge zu schlagen. Das ist die Angst vor Kontrollverlust. Aber um die eigenen Kräfte richtig einschätzen und einsetzen zu können, muss man sie erst einmal ausleben. Man kann sie nur einteilen, wenn man weiß, wie stark man ist. Wenn die Kraft immer gehalten wird, ist das auf Dauer nicht gut.«

Da war was dran. Zum einen erklärte es, warum ich Aggression weniger intensiv empfunden hatte als Glück, zum anderen erinnerte es mich an meinen Ausraster in Bad Oldesloe, nachdem Luis meine guten Schuhe die Treppe runtergeschmissen hatte. Die Tatsache, dass Jutta Wiese während meines Ausbruchs angst und bange geworden war, war mir ziemlich an die Substanz gegangen. Ich hatte mir damals geschworen, nie wieder laut zu werden. Diesen Schwur hatte ich bis jetzt gehalten. Dass ich mir im Zuge dessen angewöhnt hatte, Aggressionen niederzukämpfen, konnte ich nicht bestreiten. Dass Christoph das aufgefallen war, fand ich bemerkenswert. Gleichzeitig musste ich an seine Aussage »Aggression ist pure Vorwärtsenergie« denken. Sie war bei dem damaligen Ausbruch in der WG ebenfalls bestätigt worden, indem ich sprichwörtlich auf Luis zugeprescht war. Auch diesen Gedanken fand ich spannend. Aber Christoph war schon beim nächsten.

»Viel Arbeit, die wir hier machen, hat mit solchen Lockerungen angestauter Emotionen zu tun«, erzählte er weiter. »Bei Menschen im Autismusspektrum ist dieser Punkt meist ein kleineres Problem, weil bei ihnen die Durchlässigkeit der Muskulatur hoch ist. Dadurch wirken die Übungen sehr gut, und die Betroffenen bekommen ein körperliches Gefühl für Emotionen, zu denen sie im Kopf keinen Bezug herstellen können. Wir sind darauf erst gekommen, als eine Kollegin einen Vortrag über PEM an der Royal Society of Medicine in London gehalten hat. Danach kamen britische Psychologen auf sie zu, und es wurde ein Workshop für Autisten organisiert. Der war ein großer Erfolg. Einer der Teilnehmer sprach später in einem Interview über seine Eindrücke. Dieses Interview hat deine Therapeutin gesehen. Daraufhin hat sie mich angerufen, und wir haben die Testgruppe in ihrer Praxis organisiert.«

»Und wo finden die Autisten-Workshops normalerweise statt?«, wollte ich wissen.

Christoph stutzte kurz. Dann meinte er: »Nirgends. Wir haben kein eigenes Angebot für Autisten.«

Das überraschte mich. Vielleicht war ich auch ein bisschen enttäuscht, aber ich sagte nichts. In diesem Fall war ich es, der schon beim nächsten Gedanken war.

Zurück auf null

Die Idee, die sich bei der Unterhaltung mit Christoph in meinem Kopf festsetzte, brauchte noch ein paar Tage, um ihre endgültige Form zu finden. Genau genommen waren es zwei Wochen, in denen sie mich verfolgte und verwirrte, ständig ihre Gestalt veränderte, aber nie ganz aufhörte, mich mit ihrem verführerischen Reiz zu kitzeln. In dieser Zeit war ich mehrfach im Center an den Elbbrücken zu Gast. Mein guter Draht zu Christoph verhalf mir zu Einblicken, die nicht jeder Besucher bekam. Ich durfte bei einer Trainer-Ausbildungsklasse zugucken, war bei Proben für ein Theaterstück dabei, konnte an weiteren Coachings teilnehmen und lernte Teammitglieder kennen.

An einem Abend blieb ich spontan länger, um mir einen Liederabend anzusehen, bei dem Özlem, die Leiterin des PEM-Theaters, Evergreens von Elvis Presley bis Hildegard Knef sang. Einen Großteil der Lieder kannte ich nicht. Das war aber auch nicht nötig, um mich zu fesseln. Ich hatte Özlem zuvor ein paarmal getroffen. Sie war klein, trug wie ich meistens Schwarz und hatte fast immer gute Laune. Gleichzeitig war sie sehr aufmerksam und empathisch. Sie schien immer zu bemerken, wenn es jemandem nicht gut ging. Sogar mich sprach sie einmal an, obwohl wir uns kaum kannten, um mich zu fragen, ob mit mir alles in Ordnung sei. Das war ein seltsamer Moment. Ich saß nach einer Übung, die »Glückgreifen« hieß, ein bisschen benommen in einer Ecke im Foyer und ließ die Emotion nachwirken, als auf einmal Özlem auf mich zukam und besorgt fragte: »Geht es dir nicht gut?«

Ich sah zu ihr hoch und konnte nicht antworten. Aus dem Dunst meiner Benommenheit kletterte auf einmal seltsam klar eine Erinnerung aus der Kindheit hoch. »Geht es dir nicht gut?« – das war genau die Frage, die ich damals Melanie gestellt hatte. Bei der ich angefangen hatte, an meiner eigenen Wahrnehmung zu zweifeln. Von der ich irgendwann gedacht hatte, sie wäre eine Anmaßung. Ich fand es irritierend, aber auch irgendwie lustig, diese Frage jetzt so unvermittelt selbst gestellt zu bekommen. In einer Situation, in der auch ich sie nicht beantworten konnte wie damals Melanie. Wenn auch nicht, um mein eigenes Unwohlsein zu verbergen, sondern weil es mir wirklich nicht schlecht ging. Es ging mir sogar sehr gut. Das Einzige, was mich bedrückte, war der Gedanke, ob ich mit einem »Danke, es ist alles okay« Özlem genauso dazu bringen würde, an ihrer Wahrnehmung zu zweifeln, wie Melanie es damals bei mir getan hatte. Das wollte ich nicht. Deshalb fiel mir nicht ein, was ich sagen sollte. Aber ich musste auch nichts sagen. Özlem sah ein paar Sekunden in mein schweigendes Gesicht, dann lachte sie auf einmal und meinte: »Ach so, ich hab mich wohl geirrt. Dir geht es sehr gut, richtig?«

Ich nickte kaum merklich. Özlems Antwort war ein weiteres Lachen und der Satz: »Na, dann will ich nicht weiter stören.« Mit diesen Worten überließ sie mich mir selbst und ging zurück an die Bar, um sich mit irgendjemandem zu unterhalten. Es blieb keine Spannung zurück, keine Unsicherheit, für die ich wegen meiner Sprachlosigkeit verantwortlich war. Kein Zweifel und kein schlechtes Gewissen. Wir hatten kommuniziert, teilweise mit und teilweise ohne Worte. Aber auf beiden Seiten unmissverständlich und ohne indirekte Metabotschaften. Das war ein schönes Gefühl, das mein Herz erwärmte. Wahrscheinlich war es Glück.

Als ich Özlem beim Evergreen-Abend auf der Bühne erlebte, lernte ich sie von einer anderen Seite kennen. Diesmal war sie nicht die fürsorgliche, lächelnde Frau, die sich im Foyer um andere kümmerte. Sie war der Mittelpunkt der Welt. Innerhalb von anderthalb Stunden schienen sämtliche Gefühle und Geschichten des Universums durch sie hindurchzufließen und zu Energie und Klang zu werden. Ihre Stimme verursachte Gänsehaut. Und dann, am Ende des Abends, als Özlem ein Lied sang, dessen Text ich nicht verstand, weil es auf Französisch war, bei dem ich aber trotzdem völlig ergriffen an ihren Lippen hing und jedes Wort zu fühlen meinte, passierte es auf einmal. Meine Brust schnürte sich zusammen, in meiner Kehle bildete sich ein Knoten, meine Augen füllten sich mit Tränen. Ich weinte. Das zweite Mal seit Amrum. Das erste Mal vor Glück.

Das Lied, bei dem das passierte, war von Edith Piaf und hieß »Je ne regrette rien«. Ich besorgte mir später den Text und übersetzte ihn. Es geht darin um die schönen und schmerzhaften Erfahrungen des Lebens. Darum, dass sie einen nie daran hindern sollten, nach vorne zu schauen und einen neuen Anfang zu wagen. Eine Zeile lautet »Je repars à zéro« – »Ich fange wieder bei null an«. Vielleicht verstand ich diese Worte durch Özlems Vortrag, ohne ihre Sprache zu kennen. Vielleicht identifizierte ich mich über ihre Energie mit ihnen. Es würde passen. Denn es gibt wenige Sätze, die jene Tage der Neuorientierung besser auf den Punkt bringen als dieser.

Nur ein paar Tage später kam das Angstlaufen. Es war das erste Mal, dass ich bei Stephan trainierte, der die PEM-Technik erfunden hatte. Zuvor hatte ich erfahren, dass auch er zockte, was ihn mir auf Anhieb sympathisch gemacht hatte, obwohl ich ihn noch nicht persönlich kannte. Als er dann vor mir stand, erinnerte er mich mit seinen weißen Haaren und seinem Henriquatre-Bart tatsächlich ein bisschen an einen Zauberer aus *Everquest II*. Er war sehr ruhig und sehr klug. Vieles von dem, was er erzählte, überstieg meine Gehirnkapazität. In gewisser Weise schien sein Denken konträr zu meinem zu funktionieren. Wenn ich denke, beginne ich an einer bestimmten Stelle und hangele mich von dort aus weiter und weiter. Bei Stephan war es umgekehrt. Er hatte sich für die Entwicklung seiner Emotionsmethode den am entferntest liegenden Punkt ausgesucht, den man wählen konnte: das Urmenschentum. Von dort aus hatte er die Entwicklung der menschlichen Zivilisation mit all ihren Ritualen und Maßnahmen bis in die Gegenwart verfolgt und war zu dem Schluss gekommen, dass der biologische Zugang zu Emotionen zumindest in westlichen Kulturen und Lebensweisen größtenteils abtrainiert wurde. Statt Instinkte zuzulassen, wurden sie schon im Kindesalter unterdrückt und beherrscht. Mit der PEM hatte Stephan sie sozusagen befreit, und durch diese Befreiung eine Möglichkeit gefunden, sie zu kontrollieren. Ähnlich wie das Beispiel, das Christoph neulich von der überschüssigen Kraft junger Männer gebracht hatte. Auch dort ging es darum, dass eine Energie erst mal ausgelebt und erfahren werden musste, um verantwortungsvoll und bewusst eingesetzt zu werden. Letztendlich war Manneskraft ja auch nur ein Instinkt. Für mich klang all das sehr komplex, aber auch völlig logisch. Und dass es funktionierte, wusste ich ja bereits. Das dachte ich zumindest.

Dass ich mit meinen bisherigen Glücks- und Aggressionserfahrungen in Wahrheit nur einen winzig kleinen Einblick in die Welt der Emotionen bekommen hatte, erfuhr ich nach Stephans Einführung. Beim Angstlaufen. Danach verstummte die Idee, die mir seit Tagen durch den Kopf ging, für ein paar Stunden. Der enorme Energierausch, der bei der Übung am Elbufer durch meinen Körper schoss, und der existenzielle Schrei, der aus mir herausbrach, hauten mich völlig um. Danach lag ich drei Tage zu Hause im Bett und hatte gerade noch genug Kraft, um zwischendurch zum Kühlschrank zu schleichen, um mir etwas zu essen und zu trinken zu holen. Anschließend legte ich mich wieder hin. Ich fühlte mich nicht krank, sondern eher auf eine friedliche Art und Weise erschöpft. Ich hatte einfach all meine Muskelkraft verschleudert und musste neue sammeln. Mir war inzwischen klar, dass ich sie brauchen würde – und wofür.

Als ich im Bett lag, an die Decke guckte und das Kribbeln in meinen Beinen spürte, war das Ungreifbare und Gestaltlose meiner inneren Idee auf einmal wie weggeblasen. Stattdessen wurde der Gedanke, der mich reizte wie noch nie zuvor etwas in meinem Leben, zu einem Entschluss: Ich wollte dazu beitragen, dass mehr Autisten von der PEM erfuhren. Dass ein eigenes Angebot für sie entwickelt wurde. Kurzum: Ich wollte Stephan und Christoph fragen, ob wir ein gemeinsames Projekt starten wollten.

Voll!

Meine Familie hätte sich meinen Vorschlag zur Hälfte angehört, um ihn anschließend so lange mit Einwänden, Vorbehalten und Zweifeln in seine Einzelteile zu zerlegen, bis von ihm, beziehungsweise meiner Begeisterung für ihn, nicht mehr viel übrig gewesen wäre. Bei allen größeren Vorhaben, die ich aus eigenem Antrieb in Angriff nahm, war das so. Das hieß nicht, dass ich mich deshalb immer hätte ausbremsen lassen – beim BDSM und der Beendung des Betreuungsverfahrens war es zum Beispiel anders gewesen –, aber es hatte zur Folge, dass ich beim Vortragen eigener Ideen außerordentlich unsicher war. Für mich selbst äußerte sich diese Unsicherheit in einer großen inneren Nervosität, für meine Gesprächspartner darin, dass ich sehr leise sprach und nuschelte. Letzteres war mit den Jahren zu einer Art Strategie geworden. Die Nuschelei hatte sich schon nach den frühen Missverständnissen in meiner Kindheit eingeschlichen. Sie geschah nicht bewusst, aber wenn ich es rückblickend betrachte, war sie doch logisch. Wer Angst hat, missverstanden zu werden, sagt entweder gar nichts oder versucht den Grund für die Missverständnisse auszulagern. Es ist weniger demütigend, aus akustischen Gründen nicht verstanden zu werden, als aufgrund von nichtkonformen Äußerungen infolge autistischer Ehrlichkeit ständig mit der eigenen Andersartigkeit konfrontiert zu werden. Eine Lösung ist eine solche Vermeidungsstrategie natürlich nicht. Eher ist sie der Beginn der Verkümmerung der Sprache. So war es jedenfalls bei mir.

Als ich Christoph und Stephan meine Idee eines PEM-Angebots für Autisten vorstellte, war das folglich kein professionelles Verkaufsgespräch. Ich warb nicht mit großen Gesten und lauter Stimme für eine Zusammenarbeit, sondern trug mit der mir eigenen Ausführlichkeit vor, was ich mir überlegt hatte, während ich die meiste Zeit den Blick gesenkt hielt und meinen halb vollen Kaffeebecher fixierte, der auf dem Tisch vor mir stand. In sehr verknappter Form muss mein Vortrag in etwa so geklungen haben: »Als Christoph neulich meinte, dass es kein festes PEM-Angebot für Autisten gibt, fand ich das ziemlich schade. Bei mir hat sich in den Wochen seit dem ersten Glückstraining extrem viel zum Positiven entwickelt, und ich bin sicher, dass das auch bei anderen Autisten und Aspergern passieren würde, wenn sie mit PEM arbeiten. Dazu müssen sie die Methode aber erst mal kennenlernen. Wenn das Coaching nur bei vereinzelten Therapeuten zum Einsatz kommt, erreicht man damit nur wenige. Wie viele Patienten hat so ein Therapeut? 50? Oder 100? Laut Bundesverband Autismus kommen auf 1000 Menschen sechs bis sieben Leute im Autismusspektrum, davon ein bis drei Asperger. Lassen wir es sechs und zwei sein. Das würde bedeuten, dass von den 82,67 Millionen Einwohnern in Deutschland insgesamt 496 020 Autisten beziehungsweise 165 340 Asperger sind. Das sind nur Richtwerte, die sich an Erhebungen aus den USA orientieren, weil es hierzulande keine offiziellen Zahlen gibt, aber sie vermitteln einen Eindruck von der Größe der möglichen Zielgruppe.«

An dieser Stelle machte ich eine kleine Pause und sah meine Zuhörer an. Ich wartete eigentlich die ganze Zeit darauf, dass sie mich unterbrachen. Dass sie einen Einwand oder ein »Komm zum Punkt« hören lassen würden. Aber selbst jetzt, wo Stille herrschte, sagten Stephan und Christoph nichts. Sie schienen darauf zu warten, dass ich weiterredete. Also tat ich es.

»Ich habe in den vergangenen Wochen viel über Autismus gelesen. Außerdem weiß ich, was ich selbst erlebt habe. Ich bin sicher, dass eine Zusammenarbeit zwischen euch und mir eine super Mischung wäre. Ihr seid Experten für Emotionen, ich bin Asperger. Autisten sind zu Recht misstrauisch, wenn Leute, die nicht betroffen sind, mit ihnen Dinge anstellen wollen, die vermeintlich zu ihrem Besten sind, weil diese Dinge nicht selten mit einer Vergewaltigung ihrer Persönlichkeit einhergehen. Missbräuchliche Behandlungsmethoden wie ABA, die von irgendwelchen neurotypischen Quacksalbern entwickelt wurden, haben zu diesem Misstrauen beigetragen. Wenn jetzt aber ich mich hinstelle und sage, dass ich etwas gefunden habe, das mir geholfen hat, zu mir selbst und meinen Gefühlen zu finden, ist das tausendmal glaubwürdiger. Außerdem gibt es so was kaum. Meist äußern sich zu dem Thema Experten, die zwar auch ganz viel über Autismus gelesen haben, die aber nie erfahren werden, wie es sich anfühlt, mit einer angeborenen Entwicklungsstörung zu leben. Der Peer-to-Peer-Ansatz ist also wichtig. Auch weil ich den Leuten garantieren kann, dass sie im PEM-Center in ein Umfeld kommen, in dem sie sich nicht verstellen müssen. Mir ist das in den letzten Wochen sehr aufgefallen. Hier wissen zwar alle, dass ich Autist bin, aber das ändert nichts daran, wie mit mir umgegangen wird. Ich werde behandelt wie jeder andere. Ich habe auch nicht ständig das Gefühl, etwas Falsches zu sagen. Das ist sehr angenehm, aber es ist alles andere als selbstverständlich. Auch euer Motto ›Unterstützung hilft zu Handlungsfreiheit und Vielfalt‹ finde ich toll. Ich denke, dass gerade bei Autisten die Menschlichkeit im Umgang eine große Rolle spielt. Die empfinde ich hier.«

Ich räusperte mich und genehmigte mir einen Schluck aus meinem halb vollen Kaffeebecher. Der Kaffee war kalt, aber trotzdem war der Becher danach leer. Ich weiß noch, dass meine Hand zitterte, als ich ihn wieder auf den Tisch stellte. Noch immer machten meine Zuhörer keine Anstalten, mich zu unterbrechen. Also fixierte ich meine nunmehr leere Tasse und setzte zum Endspurt an.

»Um es kurz zu machen: Ich wollte euch fragen, ob wir ein Projekt für Autisten aufbauen wollen, bei dem im ersten Schritt das Emotionstraining angeboten wird und im zweiten Autisten zu PEM-Trainern ausgebildet werden. Dann wäre der Peer-to-Peer-Ansatz auf lange Sicht auch im Coaching möglich. Außerdem könnte so ein Projekt zur Anlaufstelle für Behörden, Verbände, Therapeuten und Arbeitgeber werden. Der Arbeitsmarkt ist für viele Autisten ja mehr oder weniger verschlossen. Entweder sie haben Probleme auf dem Job, oder sie gelten als arbeitsunfähig. Zuallererst müsste man natürlich eine Öffentlichkeit schaffen, also eine Website, Social-Media-Kanäle und Kontakte aufbauen. Die Website könnten wir dann gleich auf Englisch und Deutsch machen, weil ihr ja sowieso international arbeitet. Um solche Dinge würde ich mich kümmern. Aber spätestens wenn's zum Training kommt, bräuchte ich eure Unterstützung. Was meint ihr? Ist das realistisch? Kann man das bringen? Käme es für euch überhaupt infrage?«

Als ich wieder hochguckte, sahen Christoph und Stephan erst mich und anschließend einander an. Dann grinsten beide und sagten wie aus einem Mund: »Voll!«

Das war die wohl schnellste und unkomplizierteste Etappe in der Entstehung jenes Projekts, das ein paar Wochen später unter dem Titel »Autisten helfen Autisten« an den Start ging. Vielleicht war es sogar die unkomplizierteste Besprechung, die ich je erlebt habe. Nach dem Ende meines Monologs saßen wir noch eine Weile zusammen und schmiedeten Pläne. Irgendwann war ich so gelöst und erleichtert, dass ich mich noch mal rückversicherte, ob überhaupt alle Teile meiner Ansprache verständlich gewesen waren.

Stephan fragte zurück: »Klar, wieso fragst du?«

»Ich weiß halt, dass ich manchmal sehr leise und undeutlich rede«, gab ich zurück. »Manche finden es dann anstrengend zuzuhören.«

»Willst du daran arbeiten?«

»Woran?«

»An deinem Luftfluss«, erwiderte Stephan, ohne dass ich verstand, was er meinte. Weil ich nichts erwiderte, fiel ihm mein Unverständnis wohl auf: »Dass deine Stimme nicht schwingt, hat damit zu tun, dass du deinen Luftfluss, also deine

Atmung nicht nutzt. Deshalb hat die Sprache nichts zum Formen. Geh doch mal zu Kristina, die kriegt das wieder hin.«

Kristina war Voice-Coach. Sie hatte die Stimm- und Atemtechnik für PEM entwickelt und machte eigene Musik. Ich wusste, dass sie im Keller des Centers ein Tonstudio hatte, in das sie sich in jeder freien Minute zurückzog, um zu komponieren. Einmal, als ich draußen unterwegs gewesen war, hatte ich sie durch das kleine Fenster des Raums singen hören. Operngesang. Strahlend, kraftvoll, schwebend. Seitdem hatte ich immer diese Stimme im Ohr, wenn ich die kleine, dünne Kristina mit ihren dunklen Locken auf dem Weg zu ihren Schülern durchs Foyer eilen sah. Ich hätte nie gewagt, sie anzusprechen. Sie war ein unnahbares Wesen aus einer anderen Welt, zu der ich keinen Zutritt hatte. Dass sie eine Freundin hätte werden können, wäre mir ebenso wenig in den Sinn gekommen wie der Gedanke, dass mein ungenutzter Luftfluss noch mal zu irgendwas gut sein würde. Letztendlich bedingte das eine das andere. Je stärker meine Stimme zu schwingen begann, desto mehr Nähe erwuchs aus der Unnahbarkeit.

Kristina sagt ...

Für mich bist du wie ein Spiegel. Wenn ich einen Raum betrete und du da bist, weiß ich, wie es mir selbst geht. Du siehst mich an, und es rast durch mich hindurch. Die Zellen reagieren sofort. Ich spüre dich und mich ganz unmittelbar. Es gibt keinen Filter und keine Mauern. Es gibt nur diese direkte Resonanz.

Die Wucht dieser Augenblicke ist außergewöhnlich und sehr selten. Ein solch ungefilterter Energiefluss passiert nicht häufig. Vor den meisten Menschen stehe ich wie vor einer Black Box. Sie zeigen nicht, was sie fühlen, wie es ihnen geht, wer sie sind. Das hat nicht unbedingt mit Ablehnung zu tun. Sie schützen sich nur selbst. Wer unverhohlen zeigt, was in ihm vorgeht, macht sich angreifbar. Das wollen die wenigsten. In einer Kultur wie unserer, in der es ständig darum geht, sich selbst zu behaupten, stark zu sein und zu gewinnen, gewöhnen sich die meisten schon im Kindesalter ab, Blöße zu zeigen. Oder es wird ihnen von Eltern, Lehrern und sonstigen Erziehungsberechtigten abtrainiert. Es gibt viele Dinge, die als Blößen interpretiert werden: Handicaps, körperliche Makel, Unwissen, Armut. Aber über alledem steht ein größerer, alles durchdringender Themenkomplex: Emotionen. Nichts wird so sorgfältig unterdrückt und angestaut wie sie. Manchmal passiert das bewusst, manchmal unbewusst, aber oft so konsequent, dass die Menschen irgendwann die Verbindung zu ihren eigenen Gefühlen verlieren. Dann halten sie ihre Energie zurück und geben sich nicht zu erkennen. Solche Menschen bezeichne ich als Black Box. Das hat in diesem Fall nichts mit der Theaterform Black Box zu tun, bei der Künstler gezielt Emotionen einsetzen, um dem Publikum die Entwicklung von Figuren zu demonstrieren. Eher im Gegenteil. Die menschlichen Black Boxes sind im Sinne der Psychologie Behältnisse, in die man nicht hineinsehen kann. Man erkennt also nicht, was in ihnen vorgeht. Ein logischer Reflex ist, in Gegenwart einer Black Box selbst zu blockieren und unbewusst die eigenen Gefühle zurückzudrängen. Dadurch spürt man sich auch selbst weniger. Aber das wird zur Gewohnheit. Wenn dann auf einmal jemand dasteht, der ungefiltert spiegelt, was in ihm und einem selbst vorgeht, hat das eine große Wucht.

Ich persönlich kann mit dieser Wucht umgehen. Ich begrüße sie sogar, obwohl sie auch mich je nach Stimmungslage ziemlich umhauen kann. Allerdings bin ich in diesem Bereich vielleicht nicht ganz repräsentativ, da Emotionen mein Beruf sind. Als Atem- und Stimmtrainerin bei PEM arbeite ich täglich mit ihnen. Ich weiß, wie sie funktionieren. Das erleichtert es mir, die Konfrontation mit meinen eigenen Gefühlen zu reflektieren und auszugleichen. Menschen, die diesen Hintergrund nicht haben, reagieren oft anders. Sie fühlen sich ertappt, angegriffen oder schlicht überfordert. Auf diese Überforderung reagieren sie mit wegstoßen. Das ist menschlich. Für den anderen bedeutet es aber auch, dass er als Person weggestoßen wird. Das ist die unmenschliche Kehrseite der Medaille.

Als wir uns kennenlernten, hatte ich so gut wie keine Erfahrungen mit Autisten und Aspergern. Ich wusste nur, was man so als Laie aufschnappt. Dass es schwer ist, an die Betroffenen heranzukommen, dass sie verschlossen sind, dass sie in ihrer eigenen Welt leben. Von einer Kollegin hatte ich allerdings auch gehört, dass sie im Emotionstraining andere Erfahrungen gemacht hatte. Ihr war bei Autisten ein sehr leichter Zugang zu Gefühlen aufgefallen. Sie meinte, das Lösen von zurückgehaltenen Emotionen, das bei vielen Schülern eine Menge Mühe kostet, war in diesem Bereich gar nicht nötig. Ich vertraute diesem Urteil. Allerdings war ich nicht sicher, ob es sich auf meinen Bereich – den Atem und die Stimme – übertragen ließ. Deshalb war ich ein bisschen angespannt, als dein Name zum ersten Mal in meinem Stundenplan auftauchte.

Ich hatte ja schon von dir gehört. Du hattest deine ersten

PEM-Workshops hinter dir, und die frühen Überlegungen über ein gemeinsames Projekt für Autisten waren bereits in der Diskussion. Persönlich kannte ich dich aber noch nicht. Ich wusste also nicht, was mich bei dir erwartete. Wenn man mit Emotionen arbeitet, bedeuten auch neun Jahre Berufserfahrung, die ich zu diesem Zeitpunkt hatte, nicht, dass immer alles nach Plan läuft. Unfälle habe ich aber nie erlebt. Unsere Methoden sind speziell im Hinblick auf die Sicherheit der Studenten konzipiert, also besteht diese Gefahr kaum. Aber es passiert durchaus, dass ich bei Schülern an einem bestimmten Punkt nicht weiterkomme. Die ausgefeilteste Technik hilft nicht, wenn der Mensch, bei dem sie angewendet werden soll, sich nicht darauf einlässt. Atemtraining ist subtil. Da geht es nicht um große Emotionen und Bewegungen. Es geht um etwas, das jeder andauernd tut, von dem aber nur die wenigsten wissen, wie es funktioniert. Es geht um den richtigen Einsatz der Atemmuskulatur, die dazu dient, alle Zellen des Körpers mit dem nötigen Sauerstoff zu versorgen. Es geht aber auch ums Beatmenlassen. Für all das muss man loslassen können. Wenn jemand dazu nicht bereit ist, kommt man als Trainer nicht weiter. Ich hielt es für möglich, dass das im Coaching mit dir passieren könnte.

Doch dann kamst du. Und hattest sofort einen Zugang. Vom Anfang bis zum Ende. Als Einstieg hüpften wir nur ein bisschen zum Lockerwerden. Dann kam das Fallenlassen. Dabei geht man mit der Kraft der Wadenmuskulatur auf die Zehenspitzen, lässt sich fallen und nutzt den Impuls des Aufpralls, wenn die Fersen auf den Boden treffen, dazu, die Luft aus dem Körper entweichen zu lassen. Dadurch beatmet man sich quasi selbst. Gleichzeitig lockert sich das Zwerchfell, das der wichtigste Atemmuskel ist. Schon bei dieser Übung merkte ich, dass du einen sehr direkten Zugang zu deinem Körper hattest. Die meisten Menschen halten Emotionen durch die Muskulatur des Atemapparats zurück, verhindern dadurch die optimale

Versorgung der Organe. Bei dir war Zurückhaltung kein Thema. Du ließt alles sofort an dich ran. Das war überraschend.

Was mich dann völlig umgehauen hat, war das Beatmen. Das ist eine Übung, die eigentlich nie beim ersten Versuch klappt. Der Schüler legt sich dabei rücklings auf den Boden und wird vom Coach durch Pumpbewegungen unterhalb des Zwerchfells beatmet. Er schaltet den selbstständigen Atemrhythmus sozusagen ab und lässt die Atmung stattdessen vom Trainer bedienen. Dafür muss man sich hingeben können. Viele können das nicht auf Anhieb. Allein das ungewohnte Gefühl, dass jemand Fremdes sie am Bauch berührt, führt dazu, dass sich ihre Energie nach innen richtet, die Muskulatur sich anspannt, die Bauchdecke hart wird und die Kehle zugeht. Für mich als Coach bedeutet das, dass ich gegen einen Widerstand anarbeiten muss. Es geht dann darum, sich behutsam zu dem Punkt vorzuarbeiten, an dem sich die Anspannung löst. Man muss Feedback abgleichen, Pausen machen, sich immer wieder rückversichern, ob alles in Ordnung ist. Wenn dann der Moment des Loslassens erreicht ist, heißt das nicht zwangsläufig, dass auch sofort die Mechanik funktioniert. Beide Beteiligten brauchen also viel Geduld, Fingerspitzengefühl und in der Regel eine Menge Zeit. Bei dir hingegen funktionierte es schon beim ersten Pumpen. Das hatte ich in dieser Direktheit noch nie erlebt. Für mich war das völlig ungewohnt. Es war wahnsinnig einfach. Es war wow.

Unmittelbar nach dem Coaching warst du sehr still. Dein einziger Kommentar war: »Es hat sich befreiend angefühlt.« Den meisten fällt es zunächst schwer zu artikulieren, was sie empfunden haben. Allerdings hatte dein Körper-Feedback für sich selbst gesprochen.

Der zweite Wow-Moment des Tages folgte noch am gleichen Abend. Ich bekam eine E-Mail von dir. Darin erklärtest du, was genau du mit »Es hat sich befreiend angefühlt« gemeint hattest. Dass du normalerweise jemand bist, der eher andere zum Loslassen bringt, als sich selbst gehen zu lassen, dass die Erfahrung für dich aber sehr intensiv gewesen war und du bereit warst, die Arbeit zu vertiefen. Du schriebst auch, dass du durch jahrelange Verunsicherung nicht mehr wagtest, laut zu werden, aber deine Sprache wieder zum »Tönen« bringen wolltest. Von einer derart exakten und umfassenden Rückmeldung träumt jeder Stimm-Coach. Nachdem ich die Mail zweimal gelesen hatte, dachte ich: Was haben denn alle immer für ein Problem mit Autisten und Aspergern? Das, was ich an diesem Tag erlebt hatte, war ein direkter Zugang zum Körper, ein wacher Verstand und eine Offenheit, die den Blockaden, gegen die man bei Black-Box-Kandidaten anarbeiten muss, weit überlegen war. So groß meine Bedenken vor dem ersten Coaching mit dir gewesen waren, so sehr freute ich mich auf das nächste Mal.

Danach geschah es relativ schnell und organisch, dass sich unsere Mentor-Schüler-Beziehung um eine private, zwischenmenschliche Ebene erweiterte. Spätestens ab dem Zeitpunkt, an dem du anfingst, PEM-Autism aufzubauen, sahen wir uns jeden Tag, und es verging keine Woche, in der wir keine intensiven Gespräche führten. Während unserer Unterhaltungen habe ich viel über die verrückten Irrwege und erschütternden Tiefschläge deines Lebens erfahren. Außerdem habe ich einiges über Autismus und die gesellschaftlichen Vorbehalte gegenüber Aspergern begriffen.

Meinen ersten Eindruck bezüglich deiner Direktheit und Offenheit musste ich nie revidieren. Mir ist allerdings auch klar geworden, dass genau das, was ich an deiner Ehrlichkeit schätze, das ist, womit du bei anderen an Grenzen stößt. Diese Erkenntnis führt zurück zur Black-Box-Mentalität der Leistungsgesellschaft und den Emotionsblockaden. Wegen deines Autismus bist du nicht fähig, eine »So macht man das und nicht anders«-Haltung zu akzeptieren, wenn sie dir unlogisch erscheint. Damit sperrst du dich genau gegen den Mechanismus, der dem Impetus, Blößen zu verstecken, zugrunde liegt. Das wurde dir im Laufe der Jahre als Arroganz, als Renitenz, als Dummheit, als Psychomacke und letztendlich als Behinderung ausgelegt. Gleichzeitig wurde immer wieder versucht, dich anzupassen. Statt dir zuzuhören, zu prüfen, was du brauchst, und dir Raum zu geben, dich zu entfalten, wurde dir beim Versuch, dich in Muster zu pressen, immer wieder wehgetan. Der Gedanke tut auch mir weh, weil ich deinen Schmerz nachvollziehen kann.

Ich bin in Österreich aufgewachsen. Als Kind hatte ich ein großes Energiepotenzial, bin ständig rumgesprungen, weggelaufen und mit dem Skateboard die Treppen runtergerattert. Außerdem wollte ich immer eislaufen. Auf Schlittschuhkufen fühlte ich mich leicht und frei und konnte endlich zu dem Tempo aufdrehen, das ich auf Schuhsohlen nie erreicht hätte. Weil ich meinen Eltern ständig in den Ohren lag, dass ich aufs Eis will, meldeten sie mich in einem Verein an. Ich war glücklich darüber. Ich dachte, ich kann jetzt endlich tun, was ich immer wollte: übers Eis gleiten und mich dem Fluss der Bewegungen hingeben. Aber in Vereinen geht es nicht nur um eigene Bedürfnisse. Es geht auch, oder vielleicht sogar in erster Linie, um die Bedürfnisse des Vereins. Da ich schnell war, hieß das in meinem Fall, dass ich Wettkämpfe laufen musste, obwohl ich das nie wollte. Im Gegenteil. Der Leistungsdruck, der Vergleich und das ewige Pushen machten mir eine Heidenangst. Ich wollte doch nur Schlittschuh laufen, weil ich mich auf dem Eis frei fühlte und die Kräfte meines Körpers in der Schwerkraft kennenlernen wollte. War es nicht ein Widerspruch, diese Freiheit in einen Kampf zu verwandeln? Wenn ich diese Frage weinend meinen Trainern und Eltern stellte, lautete die Antwort nur: »Was denn jetzt? Willst du nun eislaufen oder nicht?«

Natürlich wollte ich das. Das sagte ich auch. Die Reaktion war Bestätigung und Todesstoß zugleich: »Na, dann tu's halt.«

Das bedeutete im Klartext: Entweder ich lief Wettkämpfe, oder ich musste mit dem Eislaufen aufhören. Niemand verstand, dass da ein siebenjähriges Kind war, das einfach nur seinem Bewegungsdrang nachgeben wollte. Das einen Widerwillen, ja sogar Angst davor hatte, dieses Bedürfnis einem System unterzuordnen, das auf Hierarchien und Konkurrenz basierte. Das an der scheinbar unverrückbaren Tatsache verzweifelte, dass das eine offenbar nicht ohne das andere möglich war. Um nicht mit dem Eislaufen aufhören zu müssen, blieb ich im Verein. Ich ließ mich weiter triezen, und ich lief weiter Wettkämpfe. Wenn ich auf Kufen dahinschwebte, war ich immer noch frei. Aber das Leben drum herum war die Hölle. Ich stand morgens mit Angst auf, ich ging abends mit Angst ins Bett, und mit jedem Erfolg, den ich erzielte, wurde der Druck größer und die Freiheit kleiner. Das war meine Jugend. Ich finde das bis heute schlimm. Aber noch schlimmer finde ich, dass ich über Jahre in dem Glauben gelassen wurde, es ginge nicht anders.

Ich denke nicht, dass ich autistisch bin. Aber ich denke, dass man den Irrglauben, der meine Jugend vergiftete, mit den Erfahrungen, die du wegen deines Autismus gemacht hast, vergleichen kann. Auch du warst immer wieder mit scheinbar unumstößlichen Tatsachen konfrontiert, die dich der Möglichkeit beraubten, dich zu entfalten. Auch du hast dich mit der Unschuld des Unwissenden der »So macht man das und nicht anders«-Haltung deines Umfelds gebeugt. Auch du warst Opfer eines Systems, das nur sich selbst diente, statt dich als Individuum zu respektieren.

Als ich 15 war, brach ich aus der Tretmühle der täglichen Erniedrigung aus. Ich ging einfach nicht mehr zum Training und machte mich auf die Suche nach mir selbst. Durch das Musical »Tanz der Vampire« entdeckte ich die Musik. Die Kraft der Stimmen und die Macht des Orchesters fegten mich weg. Es zerriss mich förmlich auf meinem Stehplatz im obersten Rang des Wiener Raimund-Theaters. Nach Jahren der inneren Versteinerung spürte ich mich auf einmal wieder selbst. Ich stand da, die Tränen liefen mir über die Wangen, und ich konnte nicht mehr aufhören zu weinen. Gleichzeitig wusste ich, dass das hier mein Weg war: die Musik, die Bewegung, die Gefühle. Mit alldem wollte ich arbeiten.

Ich begann, mich mit der Wechselwirkung von Emotionen und Musik auseinanderzusetzen. Erst suchte ich Antworten in einem Biologiestudium, dann in einem Psychologiestudium. Wirklich befriedigend war beides nicht. Während das eine Fach nur von Zellenergie sprach, versteifte sich das andere auf Prozesse im Gehirn. Dass sich bei Emotionen beide Aspekte verbinden, war nie Thema. Mal wieder ging es nur so und nicht anders. Damit kam ich nicht klar.

Als ich später Gesangsunterricht nahm, zeigte sich mein altes Trauma. Ich schaffte es nicht, vor Publikum zu singen. Der alte Leistungsdruck und die bekannte Geißel des Funktionierenmüssens setzten mich vor jedem geplanten Liederabend schachmatt. Statt auf der Bühne zu stehen und zu singen, lag ich mit eiterigen Nebenhöhlen zu Hause. Das war die Methode meines Körpers, mir zu zeigen, dass er sich nicht von einem Drucksystem ins nächste treiben ließ. Meine Gesangslehrerin konnte mit meinen Problemen nichts anfangen. Wenn man so will, war das mein Glück. Um die Verantwortung abzugeben, schickte sie mich zu einem Kollegen. Stephan Perdekamp hatte eine neuartige, interdisziplinäre Emotionsmethode entwickelt, die Kunst und Gefühle verband. Es hieß, er könne mir vielleicht helfen. So kam ich zu PEM.

Es kam völlig unerwartet, wie sich danach innerhalb kürzester Zeit all meine Lebensthemen zu einem stimmigen Ganzen zusammenfügten. Ich lernte, dass ich mich nicht mit meinen Ängsten konfrontieren musste, um mich zu überwinden, vor einer Gruppe zu agieren. Ich musste nur die Mittel der Methode anwenden, um Schritt für Schritt eine Besserung herbeizuführen und die Muster meiner Traumata durchzuarbeiten und aufzulösen. Schon nach wenigen Coachings waren sie wieder da: die Bewegung, die Energie, der Fluss, die ich als Kind immer auf dem Eis gespürt hatte. Nur dass sie jetzt nicht zum Rausch der Geschwindigkeit wurden, sondern zu Musik. Stephan bildete mich zum Stimm-Coach weiter, und wir entwickelten in enger Zusammenarbeit die Atem- und Stimmarbeit für PEM. Außerdem fing ich an zu komponieren. Der Weg, der sich damals im Raimund-Theater hinter dem Schleier meiner Tränen nur unscharf abgezeichnet hatte, bekam auf einmal klare Konturen. Ich musste ihn nur noch gehen. Das tue ich jetzt.

Ich weiß, dass dich die ersten direkten Konfrontationen mit deinen eigenen Gefühlen beim Angstlaufen und beim Beatmen ähnlich weggefegt haben wie mich damals die Musik von »Tanz der Vampire« im Raimund-Theater. Deine Reise bis zu diesem Punkt war ungleich länger und härter als meine. Dafür hat der Weg, den du seitdem mit PEM-Autism eingeschlagen hast, deutlich schneller klare Konturen bekommen als damals meiner. Vielleicht ist es aber auch nicht so wichtig, wie schnell oder wie scharf umrissen dieser Weg ist. Die Hauptsache ist, dass er von dem alten, schädlichen Drucksystem wegführt. Ich muss in diesem Zusammenhang immer an zwei Zeilen aus dem Lied denken, das mir damals auf dem Stehplatz im obersten Rang geholfen hat, mich selbst wieder zu spüren. Sie lauten: »Wir glauben nur Lügen, verachten Verzicht / Was wir nicht hassen, das lieben wir nicht.« Findest du nicht auch, dass diese Worte aus dem Klagelied eines Untoten erschreckend treffend die Ideologien der Welt des »So macht man das und nicht anders« auf den Punkt bringen?

Ich persönlich glaube nicht daran, dass meine Missverständnisse mit dieser Welt je ganz aufhören werden. Sie wird mich immer wieder herausfordern, und ich werde immer mal wieder in ihr verloren gehen. Aber es macht Mut zu wissen, dass es in dieser Welt immer auch diesen einen Raum gibt, in dem ich mich wiederfinden kann. Den Raum, in dem die Energie ungefiltert zu mir zurückkommt. Den Raum, in dem du bist.

Teil des Teams

Wenn ich sage, dass ich etwas tue, dann tue ich es auch. Sonst hätte ich ja nicht sagen müssen, dass ich es tue. Das ist mein Verständnis von Logik. Für mein Autisten-Projekt bedeutete das, dass ich mich nach der Zustimmung von Stephan und Christoph voll in die Arbeit stürzte. Von nun an saß ich täglich mit meinem Notebook unter dem schwarzen Himmel des Foyer-Wohnzimmers und arbeitete. Ich erstellte ein schriftliches Konzept, las mich in die Kniffe und Tricks von Social-Media-Marketing ein, schrieb Mails, recherchierte und erschloss mir die Infrastruktur bereits bestehender Autismusprojekte. Hinzu kamen das Training, die Stimm-Coachings bei Kristina und Teamsitzungen. Ich war nonstop beschäftigt und fand es wunderbar. Jeden Tag lernte ich dazu, meine Begeisterung wuchs stetig.

Doch dann geschah etwas Seltsames. Es entstand ein Ungleichgewicht. Ich konnte es nicht richtig greifen, spürte es aber schleichend, wenn ich mit Stephan oder Christoph über neue Einfälle und den Stand der Dinge Rücksprache hielt. Es war nicht so, dass sie abblockten oder mir Dinge ausredeten. In der Regel waren sie einverstanden. Aber der spontane Enthusiasmus, den sie mit ihrem doppelstimmigen »Voll!« nach meinem Initialvorschlag gezeigt hatten, war nicht mehr spürbar. Stattdessen schlich sich Zurückhaltung ein, ein Zaudern und Zögern. Mit meinem heutigen Wissen würde ich sagen, die Energie war nicht mehr klar. Damals reichte mein Wissen noch nicht aus, um die Situation so deutlich benennen zu können. Deshalb tat ich es nicht. Das führte dazu, dass ich ein paar Tage in einem Schwebezustand zubrachte, der mir unangenehm vertraut war. Ich kannte ihn von der Verunsicherung über Aussagen, die ich wörtlich genommen hatte, ohne dass sie so gemeint gewesen waren. Und von der Irritation über Reaktionen auf mein eigenes Verhalten, die mir signalisierten, dass ich etwas Falsches gesagt oder getan hatte, von dem ich aber nicht wusste, was daran falsch war. Das war ein Gefühl, das mich mein Leben lang begleitet hatte, aber hier gehörte es eigentlich nicht hin. Das Tolle an der Atmosphäre im PEM-Center war ja gerade, dass ich dort nicht ständig mit derartigen Irritationen konfrontiert wurde.

Dann kam der Tag, an dem ich den Einfall für einen Runden Tisch hatte. Die Idee war, dass sich Autisten mit Vertretern von Behörden, Interessenverbänden, Psychotherapeuten und Angehörigen zu einer Diskussionsrunde trafen, in der jede Seite Vorschläge und Bedürfnisse vortragen konnte, die anschließend mit dem Ziel diskutiert wurden, das Zusammenleben aller Beteiligten besser zu organisieren. Dieser Ansatz der Gemeinschaftlichkeit war mir wichtig. Schließlich wusste ich aus eigener Erfahrung, wie viel Nerven und Schmerz es kosten konnte, wenn alle aneinander vorbeiredeten. Als ich Stephan den Vorschlag unterbreitete, spürte ich wieder dieses kleine Zaudern. Ganz wenig nur, eigentlich kaum merklich. Aber doch stark genug, dass es mir ein klein wenig den Mut nahm. In vergleichbaren Situationen zuvor hatten mich in solchen Momenten Reaktionen wie »Die Idee ist gut, das könnte was werden« oder »Wenn du glaubst, dass du das hinkriegst, leg los« wieder aufgebaut. Doch diesmal sagte Stephan nur: »Da hast du dir ganz schön viel vorgenommen.«

»Ja, wir wollen ja auch viele erreichen«, erwiderte ich.

»Klar«, nickte er. »Die Frage ist aber auch, ob viele Leute von uns erreicht werden wollen.«

Es liegt an meiner Art zu denken, dass ich diese Aussage nicht sofort verstand. Für mich stand außer Frage, dass der Ausbau von Kommunikation im Bereich Autismus ein erstrebenswertes Ziel war. Die Internetforen zum Thema waren voll von dramatischen Geschichten über die Isolation der Betroffenen, über erhöhte Suizidraten, große Suchtanfälligkeit und ungenutzte Potenziale. Solche Probleme waren in der Regel eine Folge von Unverständnis, also von einer nichtfunktionalen Kommunikation zwischen den verschiedenen Parteien. Wo eine dysfunktionale Kommunikation ein Problem verursachte, musste sie funktional gemacht werden, wenn man das Problem beseitigen wollte. Niemand hatte Lust auf Probleme. Problembeseitigungen waren also grundsätzlich im allgemeinen Interesse. Die Idee des Runden Tisches war ein Instrument zur Problembeseitigung. Ich sah keinen Grund, warum irgendjemand von ihr nicht erreicht werden wollte.

»Du weißt, dass der Ansatz der PEM die Unterstützung von Menschen zur Selbstermächtigung und Selbstverwirklichung ist«, sagte Stephan. Ich nickte.

»Du weißt auch, dass wir dir mit unseren Ressourcen zur Seite stehen und dir zur Verfügung stellen, was du brauchst, um das Projekt voranzubringen, wenn es in unserer Macht steht.«

Wieder nickte ich.

»Du musst aber auch wissen, dass es eine Ressource gibt, auf deren Verfügbarkeit wir keinen Einfluss haben. Es steht nicht in unserer Macht, das Interesse und die Kooperationsbereitschaft von Menschen und Institutionen zu garantieren. Ich sage dir das, weil mich dein Enthusiasmus an mich selbst erinnert, als ich in den Neunzigerjahren die PEM entwickelt habe. Damals dachte ich, ich könnte die Menschheit verbessern, wenn ich ihr eine Brücke zurück zu ihren Emotionen baue. Stattdessen stellte ich fest, wie schwer es war, Leute dazu zu ermuntern, diese Brücke auch nur zu betreten. Für viele Menschen sind Emotionen ein Tabu. Nicht zuletzt, weil ganze Gesellschaftssysteme auf ihrer Unterdrückung basieren. Ich erzähle dir das nicht, um deinen Enthusiasmus zu bremsen. Das ist das Letzte, was ich will. Wo ich kann, will ich ihn fördern. Aber ich will dich vor zu hohen Erwartungen bewahren. Wir möchten nicht, dass du enttäuscht wirst.«

Das Gespräch, das auf diese Warnung folgte, war lang. Es dauerte mehrere Stunden. Bis in den späten Abend erzählte Stephan mir die Geschichte der Entstehung seiner Emotionsmethode. Sie war untrennbar mit seiner Biografie verknüpft, deshalb war es auch die Geschichte seines Lebens. Er war in einem Umfeld aufgewachsen, in dem Theater als »Spinnerei« und der Job des Schauspielers als »Unberuf« gegolten hatten. Deshalb hatte er sich selbst lange gegen die Faszination fürs Theater gesträubt, die er schon als Jugendlicher bei einer Schulaufführung bemerkt hatte. Um einen »anständigen Beruf« zu erlernen, hatte er Lehramt in Freiburg studiert. Während des Studiums war er bei einer Aufführung an der Pädagogischen Hochschule spontan für einen erkrankten Schauspieler eingesprungen. So war die alte Leidenschaft fürs Theater wieder aufgeflammt. Anfangs wehrte er sich, kämpfte dagegen an, doch schließlich entschloss er sich, nach München zu gehen, um dort Theaterwissenschaften und Germanistik zu studieren. In dieser Zeit tauchte er in die freie Kunstszene der Stadt ein. Es folgten Engagements an den Kammerspielen und kleine Fernsehrollen, Arbeiten am Theater rechts der Isar und der Kleinen Komödie am Max II. Die Suche nach Rollen geriet dabei allmählich in den Hintergrund. Stattdessen geriet die Jagd nach Jobs als Regieassistent in den Fokus.

»Als Schauspieler siehst du immer nur Ausschnitte eines Stücks«, sagte Stephan. »Als Regisseur siehst du das Ganze. Das fand ich viel toller. So konnte ich beobachten, wie Spannung entstand und Dramaturgie funktionierte, ich bekam die Momente mit, in denen das Geschehen auf der Bühne vom Spiel zum Leben wurde. In denen man vergaß, dass da Schauspieler standen, die eine Rolle spielten, und stattdessen das Gefühl hatte, echten Unterhaltungen und Gefühlen beizuwohnen. Wenn ich solche Augenblicke wahrnahm, wollte ich von den Schauspielern immer wissen, woran's gelegen hatte. Meist konnten sie es nicht beantworten und sagten nur ›Wir waren halt gut drin«. Einmal jedoch antwortete ein Kollege, der auf dem Land in Rumänien aufgewachsen war, dass er sich viele Emotionen, die er auf der Bühne darstellt, bei wilden Hunden abgeguckt hat, die er in seinem Heimatdorf über Jahre beobachtet hatte. Das fand ich interessant. Ich bin in der Kindheit selbst oft auf dem Bauernhof meines Onkels gewesen und hab dort die Interaktion zwischen den Tieren mitbekommen. Wie sie kommunizieren, wie sie bemerken, wenn jemand Angst hat, wie sie füreinander da sind, wenn einer etwas braucht. Diese Form einer instinktiven, biologischen Erfassung von Gefühlen beschäftigte mich. Method-Acting-Papst Lee Strasberg hat einmal das Postulat aufgestellt, dass Emotionen direkt nicht lehrbar sind. Deshalb funktionieren seine Techniken größtenteils über das Hervorholen von Erinnerungen, also über die Psyche. Viele Schauspieler treiben dieses Prinzip bis zur Erschöpfung und bleiben am Ende emotional ausgehöhlt zurück, neigen zu Alkoholismus und Selbstmordgedanken. Ich fand das unmenschlich. Deshalb wollte ich herausfinden, ob Emotionen ein rein biologisches System sein können. Denn das hätte bedeutet, dass man sie systematisieren und lehren konnte.«

Über Umwege geriet Stephan nach Wien. Dort unterrichtete er Schauspieler und eröffnete Ende der Neunzigerjahre mit einer Kollegin die Open Acting Academy im 5. Bezirk. Nebenbei forschte er weiter über die Biologie der Emotionen. Zu Beginn stand der bewusste Zugang zur Bioenergie, also zur Erzeugung von Strom in Nerven und Muskeln. Stephan stellte fest, dass es möglich war, über neuronale Impulse die gleichen Körperreaktionen in Gang zu setzen, die in realen Gefahr-, Wut- oder Trauersituationen wirkten. Gleichzeitig forschte er über den »Mirror-Effekt«, der die Spiegelung von Körperreaktionen der Schauspieler im Zuschauerraum betraf. Dem Publikum wurde dadurch quasi ein physisches Miterleben des Bühnengeschehens ermöglicht. Solche Prozesse funktionierten allerdings nur dann zuverlässig, wenn sie ungestört abliefen. Wenn jedoch im intensiven Spiel die Emotionalität eines Schauspielers sprichwörtlich mit eigenen Energien dazwischenfunkte, wurde der Effekt verfälscht. Als das immer wieder passierte, begriff Stephan, dass er auch die Emotionen als solche auf ihre energetischen Funktionen untersuchen musste.

»Ich las damals ein Buch über nordamerikanische Stämme, in dem stand, dass die Ureinwohner die Leber des Bären aßen, um dessen Kraft für sich zu gewinnen. Dabei fiel mir ein, dass es auch in unserem Kulturkreis um die Leber geht, wenn Leute verärgert sind, denn dann ist ihnen eine Laus über die Leber gelaufen. Ich fand es interessant, dass in zwei völlig unabhängigen Kulturkreisen der Leber die Kraft der Aggression zugeschrieben wurde. Mithilfe meiner Erfahrungen aus den Experimenten mit der Bioenergie und der daraus erwachsenen Feinfühligkeit fing ich an, in meiner eigenen Leber ›rumzustochern‹. Das klingt seltsam, aber genau so war es. Irgendwann entdeckte ich eine Stelle, deren Aktivierung immer die gleiche komplexe Vorwärtsbewegung im Körper triggerte. Dieser Effekt funktionierte nur dort und nirgendwo sonst im Körper. Und er funktionierte nicht nur bei mir, sondern auch bei allen meinen Kollegen. Damit war klar: Das war der Aggressionspunkt. Wir verfeinerten das Prinzip daraufhin stetig weiter. Nach einer Weile musste ich den Schauspielern als Regisseur nur noch sagen ›Gib mal ein bisschen mehr Leber‹, um die gewünschte Intensität des Spiels zu erreichen. Es war verblüffend.«

Mit der Zeit kristallisierten sich die verschiedenen Organe und Bewegungsrichtungen heraus. Die sechs Basisemotionen entstanden. Das war die Geburtsstunde der Perdekamp'schen Emotionsmethode. Schließlich gründete Stephan mit einem eigenen Ensemble das Black Box Theater in Wien, dessen Inszenierungen als Einladung ans Publikum gedacht waren, sich mit den eigenen Emotionen auseinanderzusetzen. An diesem

Punkt regte sich Widerstand. Selbst wenn Kritiker, Theaterkollegen und Zuschauer die Stücke schätzten, wurden die meisten von ihnen beim Stichwort »Emotionen« skeptisch oder gar abfällig. Statt einer sachlichen Auseinandersetzung gab es Anfeindungen, Boykott und Spott. Vier Jahre kämpften Stephan und das Ensemble gegen die Widerstände in der Wiener Theaterszene an, bis sie genug hatten und in den Norden gingen. Nach Hamburg, wo 2011 das PEM-Center eröffnet wurde. Hier gab es genug Raum, um neben dem Theaterbetrieb auch Coachings zur Persönlichkeitsbildung anbieten zu können. Gleichzeitig wurde mit Workshops in England, Amerika, Japan und Australien die Internationalisierung vorangetrieben. Es ging aufwärts. Gerade im angelsächsischen Raum stand man der Technik deutlich aufgeschlossener gegenüber. In Deutschland setzten sich die vielen Vorbehalte gegen die Emotionsmethode allerdings fort.

»Es ist seltsam, wie ablehnend viele Menschen auf den Emotionsbegriff reagieren. In Wien wurden wir teilweise beschimpft, als heidnisch und obszön tituliert, in Deutschland gab es absurde Argumentationen, dass das Zulassen von Emotionalität zum Dritten Reich geführt habe. Oft hatte ich das Gefühl, dass die Leute den Bereich der Emotionen als Grauzone nutzten, in die sie ihre eigenen Schlechtigkeiten und Schwächen auslagern konnten. Bis heute weigern sich viele beharrlich, Emotionen als etwas Lern- und Managebares zu verstehen. Entweder verteufeln sie sie als etwas Ungezügeltes, Tierisches, was im Zaum gehalten gehört, oder sie sehen sie als etwas Heiliges, was sie für sich behalten und als nicht reproduzierbare Eigenheit ihrer Identität bewahren wollen. Komischerweise ist das mit Gedanken nicht so. Da scheint eher der Grundsatz vorzuherrschen: Denk die Gedanken anderer Leute, und du wirst ein besserer Mensch.«

Nach diesen Worten machte Stephan eine Pause, sah mich an und sagte dann: »Ich fand, du solltest das alles wissen, bevor du gegen unsichtbare Mauern anrennst, ohne zu verstehen, warum. Außerdem gehörst du ja jetzt zum Team.«

Ich wusste, dass der Vortrag als Warnung gemeint gewesen war. Vielleicht sogar als Aufforderung, einen Gang zurückzuschalten. Doch allein der letzte Satz bewirkte bei mir das genaue Gegenteil. Auf einen Schlag war ich motivierter denn je. Noch nie war ich Teil eines Teams gewesen. Doch jetzt, nach einem Vortrag, der nicht weniger gewesen war als eine lückenlose Offenbarung, bekam ich zum ersten Mal eine Idee davon, was das bedeutete. Und davon, wie gut es sich anfühlte. Gleichzeitig wurde mir erst jetzt in vollem Umfang das Ausmaß des Gesamtkunstwerks PEM und der Leidenschaft seines Schöpfers klar. Wie viel Menschlichkeit musste in einem Mann stecken, der sich nicht weniger vorgenommen hatte, als den Menschen ihre Emotionen zurückzugeben? Ich hatte Stephan schon vorher bewundert. Mit seiner klugen, ruhigen, umsichtigen Art hatte er mich oft an meinen Großvater erinnert, der bis jetzt mein einziges Vorbild im Leben gewesen war. Doch jetzt stand Stephan mit ihm auf einer Stufe. Das elektrisierte mich. Ich brannte darauf, den beiden nachzueifern. Ich hätte Bäume ausreißen können.

»Falls du übrigens nicht immer im Foyer arbeiten willst, brauchst du nur Bescheid zu sagen«, sprach Stephan weiter. »Dann räumen wir dir im Keller ein Büro frei.«

So wurde aus einer Mahnung zur Zurückhaltung ein Anstoß zur Euphorie und aus meinem Arbeitsplatz unterm schwarzen Foyer-Himmel ein Büro neben Kristinas Studio. Als ich das erste Mal die Tür hinter mir zufallen ließ und die Stille des kühlen, freien Raums mit dem Schreibtisch und den Oberlichtern zur Straße einatmete, durchfuhr mich ein Schwall von Tatendrang. Ich musste an Stephans Aussage denken, dass er meinen Enthusiasmus nicht bremsen, aber mich vor zu hohen Erwartungen bewahren wolle. Ich nahm diese Bemerkung zum Anlass, mit meiner ersten Amtshandlung im neuen Büro einen Akt vorzunehmen, der einerseits meiner großen Begeisterung für das Projekt würdig war, von dem ich mir aber realistisch betrachtet wenig versprach.

Ich hatte schon länger darüber nachgedacht, eine Mail nach Australien zu schreiben. An den Mann, dem ich einen Großteil meines theoretischen Wissens über Asperger-Autismus verdankte. Der weltweit als einer der führenden Experten beim Thema galt. An Tony Attwood. Er hatte in »Ein ganzes Leben mit dem Asperger-Syndrom« erwähnt, dass es bestimmte Schauspieltechniken gab, die Autisten halfen, angestaute Gefühle herauszulassen. Da ich diesen Effekt nun selbst durch eine solche Technik erfahren hatte, schien es mir sinnvoll, ihn davon zu unterrichten. Nach dem Motto: »Hast recht, da gibt's was, was funktioniert.« Vielleicht konnte er die Info ja für seine Arbeit nutzen. Vielleicht auch nicht. Wahrscheinlich erreichte sie ihn gar nicht. Aber immerhin hatte ich mich nicht in meinem Enthusiasmus bremsen lassen.

Hotel Eden

Stephan behielt recht mit seiner Warnung. Nicht überall wurde meine Begeisterung für »Autisten helfen Autisten« geteilt. Viele Dinge, die ich mir einfach vorgestellt hatte, führten zu unerwarteten Komplikationen. Als ich die Website freischaltete, war die erste Reaktion, die ich von einem Verband bekam, sie wäre zu deprimierend, weil der Hintergrund schwarz war. Ein konstruktiver Beitrag zu den Inhalten wurde hingegen nicht geäußert. Nachdem ich ein Video hochgeladen hatte, in dem ich das Projekt persönlich vorstellte, bekam ich von einigen Seiten zu hören, ich wäre kein guter Repräsentant, weil ich nicht autistisch genug wirkte und als Asperger sowieso kein Recht hätte, für alle Autisten zu sprechen. Als ich den ersten Workshop bei Facebook einstellte, kamen auf gefühlt tausend kritische Fragen nur drei Anmeldungen. Und als ich Kontakte zu Behörden aufnahm, erntete ich statt Interesse zunächst skeptische Reaktionen im Stil von: »Was stellt ihr denn da um Gottes willen mit den armen Autisten an?«

Mit anderen Worten: Ich verbrachte mehr Zeit damit, mich für alles Mögliche zu rechtfertigen, als an der Sache als solcher zu arbeiten. Einmal musste ich versichern, dass ich das, was ich tat, aus eigener Überzeugung und freiwillig machte, weil unterstellt wurde, ich würde von PEM als Marionette benutzt. Dann wieder musste ich den absurden Vorwurf entkräften, ich wäre auf einem Egotrip unterwegs und würde das Projekt nur für mich selbst machen. Sinn und Zweck der Emotionsmethode zu erklären gehörte sowieso zum täglichen Geschäft. Zur Verdeutlichung führte ich immer das Gegenbeispiel ABA ins Feld, das auf die oberflächliche Dressur von Verhaltensweisen setzte, während die Lerneffekte von PEM auf dem inneren Erleben und Verstehen von Emotionen und Zwischenmenschlichkeit basierten.

Allen Widrigkeiten zum Trotz kann ich dennoch sagen, dass wir im ersten Jahr von »Autisten helfen Autisten« eine ganze Menge bewegten. Es fanden zwei Runde Tische mit Vertretern des Schwerbehindertenbüros, der Agentur für Arbeit sowie Eltern- und Autistenverbänden statt. Ich gab erste Interviews für *Bento* und *Capjob*. Ich hielt einen Vortrag, in dem ich das Projekt bei *Rotaract* vorstellte, der Jugendorganisation des international operierenden Rotary Clubs für humanitäre Dienste. Außerdem gab es die ersten Workshops, bei denen mir der direkte Kontakt mit den Teilnehmern zeigte, wie unkompliziert Kommunikation sein konnte, wenn Autisten unter sich waren. Ein Teilnehmer erzählte zum Beispiel, dass er seit Kurzem zum ersten Mal in seinem Leben mit einer autistischen Frau zusammen war. Er beschrieb die Beziehung so: »Bei uns ist es total entspannt. Wir besprechen, was wir machen wollen, und dann machen wir es. Wenn beide Lust haben fernzusehen, sehen wir fern. Wenn beide Lust auf Sex haben, haben wir Sex.« So einfach konnten Beziehungen sein.

Mit einem 50-jährigen Teilnehmer entdeckte ich Gemeinsamkeiten, weil auch er lange Zeit mit Fehldiagnosen gebeutelt gewesen war. Seit er vor zehn Jahren seine Asperger-Diagnose bekommen hatte, war er durch diverse Selbsthilfegruppen getingelt, hatte die Problem- und Krankheitsdebatten dort aber meist abschreckend gefunden, ähnlich wie ich damals im betreuten Wohnen. Mit dem konstruktiven Ansatz bei uns konnte er hingegen etwas anfangen.

Ein weiterer Teilnehmer wurde von der Agentur für Arbeit als Versuchskaninchen zu uns geschickt. Das hatte man ihm auch wörtlich so gesagt. Bei seiner Ankunft war er sehr still und nicht wirklich kooperativ. Als dann eine übergewichtige Teilnehmerin kam, die ebenfalls über die Arbeitsagentur zu PEM gefunden hatte, fragte er: »Und du? Haben sie dich als Versuchskaninchen für Übergewichtige hergeschickt?« Das war der Frau gegenüber nicht besonders charmant, aber ich konnte seinen Gedankengang bestens nachvollziehen. Er war verletzt über den Umstand, zum Versuchskaninchen degradiert worden zu sein.

Vorfälle wie dieser sagten eine Menge über das mangelnde Fingerspitzengefühl im Umgang mit Autisten bei der Arbeitsagentur aus. Mich bestärkte das in der Überzeugung, dass ein neutrales Umfeld wie das PEM-Center nicht nur nötig war, sondern im Zweifelsfall mehr zum Austausch beitragen konnte als offizielle behördliche Foren, bei denen vermeintliche Experten ihren Job machten, ohne wirklich mit ihrer Klientel vertraut zu sein. Diese Erkenntnis spornte mich an, weiterzumachen.

Außerdem war da noch die Antwort von Tony Attwood. Sie kam nur wenige Tage, nachdem ich meine Mail an ihn geschrieben hatte. Zu meiner Überraschung war es kein nichtssagendes Standardschreiben, das außer einem formellen Dank nicht mehr enthielt als ein wortreiches »Viel Erfolg und ein schönes Leben noch«. Nein, Attwood schrieb persönlich zurück, zeigte sich hoch interessiert und meinte, er würde gerne mehr über meine Erfahrungen und die Emotionsmethode erfahren. Mit diesem Schreiben begann »Autisten helfen Autisten«, dessen englischsprachigen Ableger wir »PEM Autism« genannt hatten, auf der anderen Seite des Erdballs rasant Fahrt aufzunehmen. Zwei Monate später gab es eine Skype-Session, in der wir ein paar Übungen und ihr Konzept vorstellten, drei weitere Monate danach folgte ein PEM-Workshop mit Autisten in Sydney, bei dem Tony persönlich anwesend war. Beide Male zeigte er sich sehr angetan. Er stimmte mir zu, dass mehr Menschen von der Methode erfahren mussten. Außerdem schlug er vor, dass wir uns kennenlernen sollten. Er würde im Frühling in Deutschland sein, um Vorträge zu halten. Wenn es mir möglich wäre, nach Köln zu kommen, stünde einem Treffen nichts im Weg.

Ich war schon über die persönliche Antwort-Mail ziemlich

beglückt gewesen und hatte infolge des positiven Feedbacks nach dem Sydney-Workshop zwischenzeitlich auf Wolke sieben geschwebt. Dass mir der international anerkannte Asperger-Experte nun auch noch eine persönliche Audienz anbot, war endgültig der Hammer. Ich sagte natürlich zu. Wir verabredeten einen Termin am Morgen nach dem Kölner Vortrag. Ich fragte Christoph, ob er mitkommen würde. Er war sofort bereit.

An einem freundlichen Montagnachmittag im Mai 2018 traten wir die Reise von Hamburg nach Köln an. Auf der Fahrt redeten wir viel. Über das Coaching, über das Projekt, über die Vergangenheit und die Zukunft. Ein Wort folgte auf das andere, alles war leicht und vertraut. Ich verspürte keinerlei Druckpunkte oder Ängste. Erst als wir an Münster vorbeifuhren, versetzte es mir einen kleinen Stich. Auf einmal erinnerte ich mich daran, dass mir diese Strecke vertraut war. Ich war sie schon ein paarmal gefahren. Zum ersten Mal mit Till zum diagnostischen Wochenende in der Christoph-Dornier-Klinik. Das war vor sechs Jahren gewesen. Sechs Jahre, die mir jetzt wie eine Ewigkeit vorkamen. Dumpf erinnerte ich mich an die Übelkeit, die mich aus Angst, mein gewohntes WG-Umfeld zu verlassen, zu Beginn der damaligen Fahrt geplagt hatte. Und an die Kraft, die mich die Unterhaltung mit Till, der am Steuer gesessen hatte, zuweilen gekostet hatte. Jetzt saß ich selbst am Steuer. Und es strengte mich nicht an, mich zu unterhalten. Es hatte sich eine Menge zum Guten gewendet. Ohne Tills damaliges Drängen, Münster eine Chance zu geben, wäre es vielleicht nie so weit gekommen. In Gedanken schickte ich ihm einen stummen Dank. Dann gab ich Gas und nahm Kurs auf Köln.

Tonys Vortrag am nächsten Tag erschlug Christoph und mich gleichermaßen. Nicht nur weil er fünf Stunden dauerte, sondern auch weil er uns in einer Form ins Mark traf, mit der wir nicht gerechnet hatten. Wir waren beide relativ unbedarft, als wir am Morgen in der schmucklosen Stadthalle von Mülheim auf unseren unbequemen Stühlen Platz nahmen. Dann kam Tony auf die Bühne und begann zu reden. Wie sein Bestseller-Buch begann auch der Vortrag mit der Kindheit. Es ging um Dinge, die mir vertraut waren. Um die Schwierigkeiten von Aspergern, Menschen in die Augen zu sehen, wenn sie etwas erzählten, um Spezialinteressen, um die Affinität zum Zocken, zu Fantasy und so weiter. Ich hatte mit all diesen Themen gerechnet. Und doch spürte ich schon nach einer Viertelstunde, dass mich der Vortrag in einer Form berührte, auf die ich nicht vorbereitet war. Das lag auch an Tonys Art, sich selbst und seine Themen zu präsentieren. Nicht einen Moment war er der hochtrabende Professor oder Star-Experte, der sich selbst über seine Patienten stellte. Vielmehr stellte er sich auf eine Stufe mit den, wie er sie nannte, »Aspies«. Durchgehend sprach er aus der Perspektive der Betroffenen, ermahnte zwischendurch sogar das Publikum, es solle nicht immer so laut lachen, weil die Aspies im Raum den Lärm nicht mochten. In solchen Momenten sprach er Gedanken aus, die ich simultan in identischer Form hatte. Das war ungewohnt und schön und sehr bewegend.

Das fand auch Christoph, der neben mir saß und zwischenzeitlich Tränen in den Augen hatte. Später erzählte er, dass auch ihm viele Dinge, die im Vortrag Thema gewesen waren, nicht unvertraut waren. Der Chamäleon-Effekt zum Beispiel, mit dem sich manche Asperger wie Wandler zwischen den Persönlichkeiten ihrer jeweiligen Umgebung anpassten. Oder dem, was im Vortrag als Schwammwirkung benannt wurde und das Aufsaugen von Energien und Stimmungen betraf. Christoph meinte, es seien Menschen wie Tony, die ihn im Leben inspirierten. Menschen, die einen Standpunkt, eine Erdung und eine Herzlichkeit hatten, die ihre Talente aber stets in den Dienst einer Sache stellten, statt sich aus Eitelkeit mit ihnen zu brüsten. Dem konnte ich nur zustimmen.

Als wir am nächsten Morgen in der Lobby des Hotel Eden direkt gegenüber dem Kölner Dom eintrafen, summte mir noch immer der Kopf von den Eindrücken des Vortrags. Es war zehn Uhr morgens. Ich war sehr in mir selbst versunken, noch ein bisschen müde und ähnlich unbedarft wie am Vortag. Das führte dazu, dass erst in dem Moment die Aufregung in meinen Körper schoss, in dem Tony Attwood bereits mit seinem Koffer auf uns zurollte. Mein Zittern setzte ein, die Gedanken in meinem Kopf fuhren Karussell, ich fing an zu schwitzen. Doch dann passierte etwas Bemerkenswertes.

Wenn ich in Begleitung anderer Leute unterwegs war, war ich es normalerweise gewohnt, dass mich hinzukommende Gesprächspartner zwar begrüßten, aber die einleitende Kommunikation immer mit meinen Begleitern bestritten. Da ich zu Small Talk nicht wirklich in der Lage war, fand ich dieses Verhalten sogar nachvollziehbar. Doch Tony agierte genau umgekehrt. Er begrüßte Christoph zwar freundlich, ließ ihn danach aber sofort links liegen und konzentrierte sich vollkommen auf mich. Anfangs überforderte mich das ein bisschen. Auch weil wir das Gespräch auf Englisch führen mussten. Aber Tonys herzliche, ermutigende Art trug schnell dazu bei, dass ich mich entspannte. Man spürte, dass da jemand saß, der sich wirklich für seine »Aspies« interessierte. Der eine Leidenschaft für das hatte, was er tat, und für den sein Beruf nicht nur ein Job, sondern eine Berufung war.

Innerhalb von einer Stunde umrundeten wir in unserem Gespräch die halbe Welt. Ich erzählte von meinen jahrelangen therapeutischen Irrfahrten, er erzählte von seinem autistischen Sohn, er berichtete von seinen Eindrücken im PEM-Workshop in Sydney, ich von meiner Entdeckung der Technik. Am Ende des Gesprächs meinte er, dass das Trainieren von Emotionen eine der wichtigsten Maßnahmen für Asperger sei, dass es aber so gut wie keine Methoden dafür gäbe. Deshalb halte er die Verbreitung der PEM für sehr wichtig und wolle mich bei meinem Projekt unterstützen, wo er konnte. Damit dürfe ich ihn gerne zitieren. Ich war baff. Dann sagte er noch etwas. Er meinte, es gäbe keine bessere Form, anderen Menschen zu helfen, als die eigene Geschichte zu erzählen. Dass Berichte aus Betroffenensicht sogar seiner Perspektive als Experte an Glaubwürdigkeit haushoch überlegen seien. Dass ich meine Geschichte erzählen sollte, wo sich mir die Gelegenheit bot, um Menschen damit Mut zu machen. Das stimmte mich nachdenklich.

Als wir uns verabschiedeten, nahm Tony sowohl Christophs als auch meine Hand in beide Hände und dankte uns für unsere Arbeit.

»Ihr seid neu im Geschäft, da muss man manchmal gegen Widerstände kämpfen«, sagte er. »Aber ich bitte euch weiterzumachen. Das, was ihr tut, ist wichtig. Die Menschen da draußen brauchen euch.«

Mit diesen Worten rollte er mit seinem Koffer aus der Lobby und stieg in ein Taxi. Die Audienz, die sich wie ein Familientreffen angefühlt hatte, war vorbei. Tony Attwood war zu einem Teil meiner Geschichte geworden.

Und mir war plötzlich klar, dass ich diese Geschichte erzählen musste.

Das Leben ist logisch, aber ...

Als kleiner Junge habe ich meinen Großvater immer dafür bewundert, dass er ein Mensch war, der die Macht hatte, anderen zu helfen. Manchmal durch seine bloße Anwesenheit, manchmal durch Worte. Nach seinem Tod hatte ich dann häufig die Frage im Kopf, was so einen Menschen ausmacht. Was es brauchte, um so zu werden wie er. Als ich einmal meine Mutter auf ihn ansprach, meinte sie, er sei halt »ein Besonderer« gewesen. Das klang, als ob höhere Mächte darüber entschieden, ob man besonders war oder nicht. Gott, das Schicksal oder die Gene. Tatsächlich habe ich lange geglaubt, es wäre so. Dass es Menschen gab, die einfach ein bisschen besser, stärker oder gütiger waren als der Rest. Wenn man Glück hatte, bot sich einem die Gelegenheit, sie kennenzulernen und an ihrem Glanz zu partizipieren. Als Enkel meines Großvaters war ich diesbezüglich in einer privilegierten Position. Ich konnte mich glücklich schätzen. Auch wenn klar war, dass ich selbst nie in seine Fußstapfen treten konnte. Ich war ja kein »Besonderer«.

Es ist noch gar nicht so lange her, dass sich meine Sicht auf diese Dinge verändert hat. Das geschah erst bei PEM, wo mir vorgelebt wurde, dass eigentlich jeder dazu imstande ist, etwas Großes zu leisten, wenn er nur genug Raum dafür bekommt und Unterstützung erfährt. Dabei geht es nicht darum, Unterschiede zu leugnen oder Kräftegefälle wegzudiskutieren, sondern darum, die Talente des Einzelnen zu erkennen und zu fördern. Eigentlich ist das gar nicht schwer. Man muss nur die Einzigartigkeit jedes Menschen anerkennen und seine Fähigkeiten unabhängig von seinem sozialen, gesundheitlichen oder kulturellen Hintergrund beurteilen. Dieser Aspekt der Individualität ist universell, aber er hat für viele Autisten eine erhöhte Wichtigkeit. Sie sind es gewohnt, an Klischeebildern von starren, eigensinnigen, oft auch hochbegabten Autisten gemessen zu werden, die oft gar nicht zu ihnen passen. Deshalb reagieren auch viele empfindlich, wenn Betroffene ihre Weltsicht darlegen, als hätte sie eine Allgemeingültigkeit für alle Autisten. Mir wurde dieser Vorwurf nach der Gründung von »Autisten helfen Autisten« auch mehrfach gemacht. Meiner Meinung nach zu Unrecht. Ich erzähle meine Geschichte nicht, damit die Leute mich als prototypischen Autisten sehen. Ich erzähle sie in der Hoffnung, dass ein paar Menschen der Mist, den ich erlebt habe, erspart bleibt. Sei es dadurch, dass sie ihre Diagnose früher bekommen, oder weil ihr neurotypisches Umfeld für einen klischee- und vorurteilsfreien Umgang sensibilisiert wird.

Im Kern geht es bei alledem um einen zentralen Punkt: Ehrlichkeit. Das wurde mir zum ersten Mal so richtig bewusst, als Tony Attwood mir beim Treffen in Köln sagte, es sei wichtig, dass ich meine Geschichte erzähle. Manchmal reicht es schon, die eigenen Schwächen nicht zu verstecken, um anderen, die genauso schwach sind wie man selbst, die Hand zu reichen und Mut zu machen. Es gab in der Entstehungsphase dieses Buches zwischenzeitlich einen neuen Mitarbeiter bei PEM, der mir dazu riet, bestimmte Aspekte wegzulassen, weil sie sich angeblich nicht verkaufen oder dazu führen würden, dass ich Autismus in einem freakigen Licht darstelle. Mich hat das zwischendurch ziemlich durcheinandergebracht. Ich bekam Zweifel, mir gingen die Ideen aus, der Arbeitsprozess stockte. Als Kristina und die anderen vom Team mitbekamen, was los war, machten sie kurzen Prozess. Der neue Mitarbeiter wurde zur Rede gestellt und am Ende entlassen. Es wurde sofort erkannt, dass hier mal wieder jemand versuchte, mich anzupassen. Und dass ich darunter litt. Deshalb handelte das Team. Dafür, dass es dadurch nicht nur das Buch, sondern auch mich rettete, werde ich ewig dankbar sein.

Ich denke, es sind diese Dinge – Ehrlichkeit, Achtsamkeit und Handlungsbereitschaft –, die uns zu »Besonderen« machen. Dass viele Autisten es schwer haben, sich in der Gesellschaft zu behaupten, hat meist mit der Abwesenheit dieser Tugenden zu tun. Diese Abwesenheit macht alles unlogisch. Sie führt zu Lügen, Ignoranz und Feigheit und stürzt die Harmonie ins Chaos. Ich sage immer: Das Leben ist logisch, aber was die Menschen daraus machen, meistens nicht. Wenn dieses Buch den einen oder anderen dazu ermutigt, die Welt wieder ein Stück logischer zu machen, wäre damit garantiert nicht nur Autisten geholfen.

Dank

Ich danke allen Menschen, die dazu beigetragen haben, dass dieses Buch nicht nur viel Leben, sondern auch viel Gefühl hat: Ariane Novel, weil sie die Initiatorin war und das Projekt mit viel Leidenschaft und Geduld begleitet hat; Christian Lütjens, weil er für meine Geschichte offen war und es geschafft hat, sie in eine Form zu bringen, die ich logisch, verständlich und authentisch finde; Tony Attwood, weil er die Größe hat, ein Star zu sein, aber trotzdem menschlich zu bleiben, und außerdem einer der wenigen ist, die PEM Autism von Anfang an ohne Vorbehalte unterstützt haben; Kristina Heuer, die trotz ihres vollen Terminkalenders immer da war, um mich wieder aufzubauen, wenn das Aufrollen schmerzhafter Erinnerungen mich runtergezogen hat; Stephan Perdekamp, der sein Leben in den Dienst einer neuen Menschlichkeit stellt und mich damit inspiriert, das Gleiche zu tun; Özlem und Christoph Winkler-Özkan, weil ich immer zu ihnen kommen kann, wenn ich etwas auf dem Herzen habe, und die Erlebnisse mit ihnen dieses Buch ebenso bereichert haben wie ihr konstruktives Feedback; Sarah Victoria und Rik Stowman, weil sie mit ihrem unermüdlichen Einsatz in Melbourne etwas erreicht haben, wovon ich in Hamburg noch träume; dem PEM-Team, das mit seiner Authentizität und Herzlichkeit eine ständige Motivationsquelle ist; Diplompsychologin Claudia Eckhardt, weil sie die erste Therapeutin ist, die mich unterstützt und nicht zu ändern versucht; meiner Mutter und meiner Schwester, weil sie trotz aller Differenzen einen ehrlichen Beitrag geleistet haben.

*Ein weltweit renommierter Wissenschaftler
über unterschiedliche Menschentypen*

W. Thomas Boyce

Orchidee oder Löwenzahn?

Warum Menschen so unterschiedlich sind und wie sich alle gut entwickeln können

Menschen sind rätselhaft: Während der eine wie eine Orchidee feinfühlig auf alle Widrigkeiten reagiert, kommt der andere problemlos wie ein Löwenzahn mit allen Herausforderungen zurecht. Der Psychologe und Kinderarzt W. Thomas Boyce hat dieses Phänomen jahrzehntelang untersucht. Seine weltweit anerkannten Forschungsergebnisse helfen Erwachsenen zu erkennen, warum sie so geworden sind, wie sie heute sind. Und sie helfen Eltern, für ihre Kinder die passenden Bedingungen zu schaffen, damit sie zu starken und gesunden Persönlichkeiten heranwachsen.

»Dieses Buch hat die Kraft, das Leben
vieler Menschen zu verändern.«

*Michael Schulte-Markwort,
Chefarzt Uniklinik und Kinderkrankenhaus Hamburg*

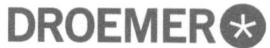